Top im Gesundheitsjob

German Quernheim

Und jetzt Sie! – Selbst- und Zeitmanagement in Gesundheitsberufen

2., vollständig überarbeitete und erweiterte Auflage

Mit 12 Abbildungen

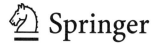 Springer

German Quernheim
Personalentwicklung Coaching Training
In der Kesselwiese 15, D-56410 Montabaur
Kontakt@German-Quernheim.de
www.german-quernheim.de

ISBN 978-3-662-57464-5   978-3-662-57465-2 (eBook)
https://doi.org/10.1007/978-3-662-57465-2

Die Deutsche Nationalbibliothek verzeichnet diese Publikation in der
Deutschen Nationalbibliografie; detaillierte bibliografische Daten sind im
Internet über http://dnb.d-nb.de abrufbar.

Springer
© Springer-Verlag GmbH Deutschland, ein Teil von Springer Nature
2010, 2018

Cartoons: Claudia Styrsky, München
Umschlaggestaltung: deblik Berlin
Fotonachweis Umschlag: © Brian Jackson/fotolia.com

Springer ist ein Imprint der eingetragenen Gesellschaft Springer-
Verlag GmbH, DE und ist ein Teil von Springer Nature
Die Anschrift der Gesellschaft ist: Heidelberger Platz 3, 14197 Berlin,
Germany

Vorwort

Sind wir doch mal ehrlich: Sagt eine Pflegefachfrau oder
-mann *«Ich habe keine Zeit!»*, bedeutet es oft *«Anderes ist
mir wichtiger!»*. Und da priorisieren manche unserer
Kolleginnen und Kollegen für sie scheinbar «wichtigere»
Dinge: sie beschäftigen sich z. B. stundenlang mit Postings in sozialen Netzwerken oder privaten Nachrichten
auf dem Smartphone und verlieren ihre Berufszufriedenheit, Gesundheit und ihre gefühlte Lebensqualität
völlig aus dem Blick. Dieses Buch möchte genau hier
ansetzen und Ihnen Tipps und Handwerkszeug geben,
um Ihr Selbstmanagement zu verbessern und damit
letztlich auch Ihre Gesundheit und Ihre Lebenszufriedenheit zu fördern. Häufig höre ich von den Teilnehmenden meiner Seminare oder Coachingklienten Erwartungshaltungen wie: *«Ich weiß zwar nicht, was ich
konkret tun soll, aber ich werde diesen Job nicht bis zur
Rente ausüben.»*. Auch diesen Mitarbeitenden sollen
Anregungen zur Veränderung vorgelegt werden. Einige
Pflegende meldeten mir nach der Lektüre der 1. Auflage,
dass das Büchlein ein weiteres Puzzleteil für sie gewesen
sei, die Entscheidung für eine Qualifizierung (Studium
oder Weiterbildung) oder für die Mitgliedschaft in einem Berufsverband oder für ein Abonnement von Fachzeitschriften zu treffen. Das hat mich sehr gefreut. Auch
die 2. Auflage dieses Buchs soll wieder kompakt, praxisnah, lesbar und damit hilfreich für die Berufstätigen an
der Basis sein. Die Inhalte wurden überarbeitet und vollständig aktualisiert. Neu hinzugekommen sind die Themen: Lobbyarbeit für Ihren Beruf, Erweiterungen im
Kapitel «Nein-Sagen» und «Delegation» sowie viele neue
Inhalte im Themenfeld der Weiterbildungs- und Stu-

dienmöglichkeiten. Der Markt hat sich in den letzten Jahren rasant verändert. So haben Pflegende allein in Deutschland zwischenzeitlich die Auswahl an über 160 pflegerelevanten Studiengängen. Hier soll Ihnen eine erste grobe Orientierung gegeben werden.

Ich danke Frau Busch und Frau Niesel vom Springer Verlag sowie der Lektorin Frau Nitschmann für die angenehme Zusammenarbeit. Frau Mag. Theresia Frauenlob, Frau Andrea Weskamm, Frau Prof. Dr. Anne Meissner, Frau Prof. Dr. Angelika Zegelin, Frau Prof. Christel Bienstein für ihre kritische Durchsicht von Teilen des Kapitels 12. Auch danke ich meiner Mitarbeiterin Martina Schaar. Sie hat das Manuskript am Ende noch ausdrucksfreundlicher gestaltet. Und natürlich danke ich Ihnen, als Leserin und Leser für den Erwerb dieses kleinen Büchleins. Ich wünsche Ihnen hilfreiche Anregungen und freue mich auf Ihre Reaktionen und Feedback.

German Quernheim
Montabaur, im Frühjahr 2018

Über den Autor

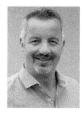

Dr. rer. medic. German Quernheim
ist Dipl.-Pflegepädagoge, Krankenpfleger und NLP-MasterCoach im Bereich Führung und Change-Management. Er sammelte Erfahrungen in der Personalentwicklung und in Leitungspositionen verschiedenster Einrichtungen. Er begleitet Mitarbeiter der Gesundheitsberufe als Praxisanleiter und Personalcoach und arbeitet an Bildungseinrichtungen und Hochschulen in Österreich, Deutschland und der Schweiz.

Inhaltsverzeichnis

Abkürzungen

ANP	Advanced Nursing Practice
CNS	Clinical Nurse Specialist
DBfK	Deutscher Berufsverband für Pflege
DPV	Deutscher Pflegeverband
DRG	Englischer Begriff für «diagnosebezogene Fallgruppen»
ECTS	Englischer Begriff für «Europäisches System zur Übertragung und Akkumulierung von Studienleistungen»
EDV	Elektronische Datenverarbeitung
FH	Fachhochschule
IBF	Innerbetriebliche Fortbildung
IGeL	Individuelle Gesundheitsleistungen
MFA	Medizinische Fachangestellte
MTA	Medizinisch-technische Assistentin
NP	Nurse Practitioner
PDL	Pflegedienstleitung
STEEP	Steps Toward Effectiv, Enjojoyable Parenting: ein Präventionsprogramm zum Aufbau stabiler Kinderseelen (USA)
SWG	Selbstwertgefühl
Uni	Universität

Kennen Sie das?

© Springer-Verlag GmbH Deutschland,
ein Teil von Springer Nature 2018
G. Quernheim, *Und jetzt Sie! – Selbst- und Zeitmanagement in Gesundheitsberufen (Top im Gesundheitsjob)*
https://doi.org/10.1007/978-3-662-57465-2_1

Julia, Sarah und Alex stellen sich vor
Pflegefachfrau Julia ist in ihrem Beruf unzufrieden und möchte gerne etwas anderes machen. Was genau, weiß sie nicht. Ihre Kollegin, **Pflegefachfrau Sarah aus der Altenpflege**, weiß, dass sie später im Bereich der Anleitung oder der Einarbeitung neuer Kolleginnen arbeiten möchte und **Pflegefachmann Alex** setzt sich das Ziel, in fünf Jahren Stationsleiter zu sein.
Die Pflegedirektion von allen dreien sucht Mitarbeitende für aktuell geplante Projekte. Gerne steigt **Sarah** in die neu gegründete «AG Behandlungspfad» ein, denn sie möchte diese später für ihre pädagogischen Aufgaben nutzen. Motiviert meldet sich **Alex** für den Arbeitskreis des betrieblichen Vorschlagswesens, denn er erhofft sich dadurch, praxisnah Erfahrungen mit ökonomischen Fragestellungen sammeln zu können. Nur **Julia** meldet sich nicht, weil sie «keine Ahnung hat», was sie später einmal machen möchte.
Was denken Sie, wen die PDL für neue Positionen ansprechen und fördern wird?

Auch Ute stellt sich vor

Die medizinische Fachangestellte (MFA) Ute arbeitet nun schon viele Jahre in einer Hausarztpraxis. Mit großem Unbehagen sagt sie ihrem Chef nach seinem Vorschlag zu, sich zukünftig mehr um die Administration in der Praxis kümmern zu wollen. Dort soll sie ihre Kenntnisse im Bereich der Homepagedarstellung im Internet und insbesondere im Ausbau von IGel-Angeboten (individuelle Gesundheitsleistungen) vertiefen. Ute ist ratlos. Sie weiß nicht, wie sie vorgehen soll und welche Kurse sie wann besuchen muss. Zudem bezeichnet sie sich selbst als «Organisationschaotin» und Pummelchen. Sie leidet unter Übergewicht. Ihre Freunde haben mehrfach kritisch geäußert, dass man sich auf ihre Zusagen kaum noch verlassen könne und sie alle wichtigen Termine (Geburtstage, Veranstaltungen) immer wieder vergesse.

Selbstverantwortung übernehmen

© Springer-Verlag GmbH Deutschland,
ein Teil von Springer Nature 2018
G. Quernheim, *Und jetzt Sie! – Selbst- und Zeitmanagement in Gesundheitsberufen (Top im Gesundheitsjob)*
https://doi.org/10.1007/978-3-662-57465-2_2

Vielleicht erscheinen Ihnen die Negativbeispiele aus ► Kap. 1 recht nachdrücklich, aber sie entstammen realen Alltagssituationen, wo Menschen mit ihrem Berufs- oder Privatleben unzufrieden sind, selbst aber nicht so recht wissen, was sie ändern können. Alex und Sarah haben ihren Plan und ihre Ziele – Julia und Ute nicht. Diese fiktiven Personen werden Ihnen in dem Buch an der einen oder anderen Stelle wieder begegnen.

Diese konkrete Ausgangslage begegnet mir im beruflichen Alltag des Coachings häufig und bietet sich als praxisnaher Einstieg zur Thematik des Selbstmanagements an. Bislang werden weder an allgemeinbildenden Schulen und Berufsschulen, noch in akademischen Studiengängen Kompetenzen vermittelt, wie Menschen ihre beruflichen und privaten Ziele systematischer erreichen lernen können. Dieses Buch soll für die Beschäftigten im Gesundheitswesen ein erster Ratgeber dazu sein.

Immer wieder hören wir Kollegen klagen, die nicht so recht wissen, wie es mit ihrer beruflichen Entwicklung weitergehen soll. Zwar absolvierten diese damals mehr oder weniger engagiert ihre Berufsausbildung, jetzt aber, nach einigen Jahren Berufspraxis mit fordernden Patienten,

Sparzwängen und permanenten Belastungen der Gesundheitspolitik, entwickeln manche Kollegen die Vorstellung,
dass sie dieses «Chaos» keinesfalls bis zu ihrer Rente tagtäglich erleben möchten. Mangels Zielen haben sie aber keinen
«Plan B». Unsere positive «Beispiel-Sarah» und unser «Bei-
spiel-Alex» streben ihren Plan A in kleinen überschaubaren
Schritten ganz langsam an und haben zusätzlich einen
«Plan B» und sogar «Plan C» vorbereitet. Der Weg, wie Julia
und Ute dieses genauso erreichen können, beschreiben die
folgenden Kapitel.

2.1 Wer trägt die Verantwortung?

Wer ist denn verantwortlich für Ihr Leben? Ihr Arbeitgeber?
Ihre Partnerin oder Ihr Partner? Ihre Eltern? Die Bank? Die
Regierung? Nein, Sie – und Sie wissen es auch! Aber die
meisten von uns neigen dazu, diesen Sachverhalt zu vergessen und immer wieder andere verantwortlich zu machen.

> ❯ **Gestatten Sie mir daher bitte, dass Sie in diesem Buch
> beständig aktiv aufgefordert werden, eine andere
> Perspektive einzunehmen und sich bewusst zu
> machen, dass nur Sie alleine für das Planen und
> Umsetzen Ihrer Ziele verantwortlich sind.**

Fragt man in seinem Freundeskreis, wie das mit konsequen-
ter Zielerreichung im beruflichen Kontext bei den Einzelnen
ausschaut, erntet man häufig Verunsicherung oder gar Ab-
lehnung. Einige machen einen großen Bogen um Zielformu-
lierungen, weil sie diese in der Vergangenheit nicht erreicht
haben. Oder sie begründen, dass eine systematische Planung
von Veränderungszielen viel zu aufwändig sei. Negativ
wirken Selbstgespräche wie: «*Das schaffst Du doch sowieso
nicht!*» – «*Das hat doch eh keinen Sinn!*» oder pessimistische
Aussagen wie «*Mist!*»; auch der Satz «*Ich bin ein Versager!*»

lässt die Hoffnung auf eine positive Zukunft in weite Ferne rücken. Das Selbstbild, welches wir von uns haben, kombiniert sich mit unseren Erwartungen. Sehe ich die Zukunft eher negativ, so besteht eine große Wahrscheinlichkeit, dass ich es auch entsprechend erleben werde. Die Psychologen sprechen bei diesem Phänomen von der sich **selbsterfüllenden Prophezeiung**. Wichtig ist daher Ihre Sicht von der Welt!

2.2   Bisherige Überzeugungen und Einstellungen

Die Wahrnehmung der Welt ist ein Spiegel unserer Persönlichkeit mit unseren Vorstellungen und Bildern über uns selbst, unser Privat- und Berufsleben. Wenn Sie nur lange genug an etwas glauben, entwickelt sich aus Ihrer Meinung Ihre Überzeugung. Diese bestimmt Ihre Lebensausrichtung und damit Ihr Handeln, ohne dass Sie weiter darüber nachdenken. An Ihren Selbstgesprächen lässt sich relativ leicht erfahren, wie Sie diesbezüglich gestrickt sind. Dazu kann der nachfolgende Selbstcheck helfen, mehr Klarheit zu erlangen.

Übung 1: Wo stehe ich

Stellen Sie sich Ihr Leben wie ein Theaterstück auf der Bühne vor. Sie nehmen bequem im Zuschauerraum Platz. Das Licht im Saal geht aus, der Vorhang öffnet sich, das Stück beginnt – mit Ihrer Geburt. Es zeigt Ihnen den Verlauf Ihres bisherigen Lebens. Einige dramaturgische Fakten kennen Sie und diese integrieren Sie passgenau in die laufende mentale (geistige) Aufführung. Sie sehen sich als Neugeborenes und wachsen im Kreise Ihres familiären Umfelds auf. Danach werden

Ihnen die veränderlichen Zeiten von Kindergarten, Schulen, Freundeskreisen, Ausbildungbetrieben und natürlich Ihre mächtigen Berufserfahrungen geboten. So sehen Sie sich als berufstätiger Mensch und vielleicht noch mehr als Privatperson mit Hobbys, Partnerschaften, Familie und Freunden.

Betrachten Sie dieses Schauspiel, mit allen Haupt- und Nebenrollen, Schicksalsschlägen, Glücksmomenten, ernsten und freudigen Ereignissen. Welche Glaubenssätze, also welche Sichtweisen vom Leben hat die Hauptperson, also Sie, dort auf der Lebensbühne?

Nehmen Sie ein Blatt Papier und notieren Sie bitte alle Ihre Glaubenssätze und Auffassungen von dirigierenden Lebensregeln, die Ihnen in Ihrer Rolle spontan einfallen. Glaubenssätze drücken aus, was Sie über sich und die Welt glauben. Beispielsweise lauten diese: *«Ich schaffe das sowieso nicht!»* – *«Ich muss alles alleine machen!»* – *«Ich darf keine Schwäche zeigen!»*.

Beantworten Sie dabei die Fragen:

- Nach welchen Bestimmungen ist mein Leben gestrickt?
- Was darf ich tun?
- Was darf ich nicht tun?

Es ist klar, dass diese Übung im Alter von 40 oder 50 anders ausfällt als mit 17. Aber auch jenseits der Schwelle zum Erwachsensein stellen Menschen fest, dass einige ihrer Werte gar nicht von ihnen selbst sind, sondern sie immer noch Päckchen von anderen Haupt- oder Nebenrollen (Eltern, Geschwister, Verwandte, Erzieher u. a.) mit sich herum tragen. Und später dann kommen sie bisweilen zum Ergebnis, dass sie solche alten Glaubenssätze eher behindern als sie bei einer positiven Entwicklung zu unterstützen.

Julia muss nicht entscheiden

Julia, als jüngste von drei Geschwistern, erlebte in ihrer Kindheit, dass sich Eltern und Geschwister oft um ihre Angelegenheiten kümmerten. Sie brauchte kaum etwas zu entscheiden und gewöhnte sich im Laufe der Zeit daran, den Rat bzw. – wie sie es manchmal auch empfunden hat – die Empfehlungen oder Ansagen von anderen umzusetzen. Sie lernte nie eigene Entscheidungen zu treffen.

Im Coaching legen Klienten durch diese Theaterübung ihre bisherigen Glaubenssätze frei. Ähnlich einem Archäologen, der ein vermeintlich kostbares Fundstück ausgegraben hat und dieses nun vorsichtig und sorgfältig mit einem Pinsel von Sand und Erde frei legt. Das Freipräparieren von Glaubenssätzen benötigt Zeit. Darum kommen beim mehrmaligen Durchspielen des Theaterstücks Ihres Lebens immer weitere Details an die Oberfläche und die Liste der bisherigen «Sichtweisen über die Welt» wird vollständiger. Wenn diese erste Übung dazu nicht ausreicht, können zusätzliche Kontakte zu ehemaligen oder derzeitigen «Mitspielern» Wunder wirken.

Julia's Glaubenssätze

Julia besucht dazu die Personen von damals (sofern sie noch leben), ihre Freizeit- und Klassenkameraden und alten Freunde. Beim Gespräch über vergangene Zeiten kommen ihre damaligen Annahmen über die Welt immer wieder zu Tage und Julia gelingt dadurch die weitgehend vollständige Abbildung ihrer bisherigen Glaubenssätze.

Zusätzlich zu den Glaubenssätzen orientieren sich manche Menschen an weiteren Themen, die einen Mittelpunkt ihres Lebens darstellen. Nachfolgend werden in alphabetischer Reihenfolge beispielhaft aufgeführt: Bestätigung, Beziehungen, Einfallsreichtum, Einfluss, Erfolg, Genuss, Gerechtigkeit, Glück, Herrschaft, Kameradschaft, Lob, Selbständig-keit, Sorgfalt, Vertrauen, Wirtschaftlichkeit, Wissbegier oder Zuverlässigkeit. Alles Ziele, die sich allerdings bei einem Wertekonflikt «in die Haare bekommen können».

Ute's Zwiespalt
So träumt Ute einerseits davon, sich selbstständig zu machen – möchte aber andererseits ihren sicheren Arbeitsplatz in der Hausarztpraxis nicht aufgeben.

Wertekonflikte werden gelöst, indem Sie sich zunächst die dahinter stehenden Motive (Beweggründe) bewusst ma-chen, danach klare Prioritäten setzen (▶ Kap. 6.5) und erst dann mittels Ranking (engl. Rangliste) Wichtiges von Un-wichtigem unterscheiden.

2.2.1 Positive Beispiele von Glaubenssätzen

- «Ich bin nicht auf der Welt, um andere glücklich zu machen.»
- «Ich muss mich nicht immer so verhalten wie es andere gerne hätten.»
- «Ich darf auch Nein sagen!»
- «Bei ethischen Entscheidungen orientiere ich mich an meinem Gewissen.»

Visuelle sprachliche Vergleiche transportieren Gefühle und wirken auf unser Befinden ziemlich machtvoll. Ist die münd-liche Prüfung Ihrer Weiterbildung für Sie ein «*absehbares Desaster*» oder «*eine Leichtigkeit?*». Diese Affirmationen (Bestätigungen) können von Ihnen als Stellschraube genutzt werden. Damit steuern Sie Ihren Gemütszustand.

2.3 Woher stammen Ihre Glaubenssätze?

Im nächsten Schritt nach dem Selbstcheck 1 (▶ Kap. 2.2) unterscheiden Sie zunächst, welche Werte wirklich von Ihnen stammen, also Glaubenssätze, die Sie aus Ihrer Erfahrung heraus entwickelt haben und als Lebensregeln nutzen (▶ Top im Job: Nicht ärgern, ändern).

Welche Vorstellungen haben sich tief in Ihrem Inneren eingegraben und ließen Sie bisher in der Annahme, dass Sie selbst diese Dogmen (unumstößliche Meinungen) entwickelt haben?

Möglicherweise erhielten Sie durch Selbstcheck 1 (▶ Abschn. 1.2) die Einsicht, dass die alten Glaubenssätze von Personen aus einer längst vergangenen Zeit stammen. Und in der Zwischenzeit haben nicht nur Sie sich geändert, sondern auch Ihre Lebens- und die gesellschaftlichen Bedingungen. Daher ist es erstrebenswert zu überprüfen, ob diese alten Glaubenssätze auch heute noch uneingeschränkt weiter gelten.

2.3.1 Einschränkende Beispiele von Glaubenssätzen

Pass dich an, Julia
Julia kommt zu dem Ergebnis, dass Ihre Eltern ihr in der Kindheit immer wieder einredeten, dass sie sich anzupassen habe und sich zurückhalten soll.

Weitere Beispiele von begrenzenden Glaubenssätzen:
- «Der Chef sagt mir schon, was richtig und falsch ist.»
- «Du schaffst das sowieso nicht.»
- «Schuster, bleib bei Deinen Leisten.»
- «Wo kommen wir denn dahin, wenn das jeder so machen würde?!»

Es gibt auch Kollegen die dauernd in der Vergangenheit wühlen, um dort Schuldige aufzuspüren und diese für Ihre heute als desolat empfundene Situation verantwortlich zu machen.

Julia entscheidet nicht

Julia ärgert sich schon seit Jahren über die Pflegedienstleitung, die aber schon seit einiger Zeit in Rente ist. Damals hat sie Julia vorgeschlagen, in eben jenen Fachbereich zu gehen, wo sie sich heute unwohl fühlt. Julia hat den Vorschlag unwidersprochen angenommen.

Betroffene ärgern sich über zurückliegende Dinge völlig umsonst. Denn die Zeiten sind vorbei und es ist deutlich hilfreicher, Energie anstatt in das Ärgern in Veränderungsprozesse der Gegenwart und Zukunft zu investieren. Ziehen Sie aus Fehlentscheidungen Konsequenzen und übernehmen Sie selbst Ihr Management.

Manchem wird durch die Reflexion der eigenen Glaubenssätze (▶ Kap. 2.3) bewusst, welche enormen Unterschiede zwischen eigenen und eingeredeten Glaubenssätzen liegen können. Bedenken Sie bitte: Ihnen gehört nur dieses eine Leben – machen Sie sich also selbst glücklich. Haben Sie den Mut und weichen vom vorgezeichneten Weg anderer ab!

2.4   **Wählen Sie eine hilfreiche Einstellung**

Im Leben gibt es immer wieder einmal Phasen, wo der Eindruck entsteht, alles habe sich gegen einen verbündet. Sie fühlen sich von Patienten ungeliebt, Ihre Kollegen und Vorgesetzen nerven, der Partner oder die Partnerin mitsamt der übrigen Familie piesacken Sie täglich. Je mehr wir uns dieses in Selbstgesprächen mental vorbeten, je mehr wir in diesem

Jammerkreislauf (▶ Top im Job: Nicht ärgern, ändern) versinken, desto gravierender sind die negativen Auswirkungen. Und irgendwann glauben Sie, keine Wahl mehr zu haben. Sie können Ihre Einstellungen zu den Umweltbedingungen ändern. Sie haben immer die Wahl, in welcher Qualität und Ausführungsart Sie Ihre Arbeit erledigen. Wechseln Sie die Perspektive und machen Sie aus der aktuell verabscheuten Arbeit die interessanteste Aufgabe, die Sie sich vorstellen können. Sollten Sie allerdings feststellen, dass diese Zustände nicht nur aktuell, sondern chronisch auftreten und mit Ihren Wünschen und Visionen kollidieren, dann wird es Zeit, einen Richtungswechsel hinzulegen und Ihre berufliche Situation selbst zu managen.

2.5   Wünsche und Visionen

Alles, was es in Ihrer Umgebung gibt, war anfangs nur eine Vision oder ein Wunsch. Hätten Hatch und Maietta in den 1980er Jahren nicht die Idee gehabt, neue Bewegungskonzepte auf Patienten zu übertragen und hätte Christel Bienstein nicht den Wunsch entwickelt, die Ergebnisse der heilpädagogischen Arbeit mit behinderten Kindern auf die Situation von erwachsenen wahrnehmungsbeeinträchtigten Patienten zu übertragen, würden wir heute weder über kinästhetische Konzepte verfügen, noch könnten wir die basale Stimulation bei erwachsenen Intensivpatienten anwenden. Auch diese Dinge existierten am Anfang nur in der Vorstellung. Träumen Sie Ihre Visionen und machen Sie sich schrittweise daran, sie Schritt für Schritt umzusetzen.

Jeder Mensch hat Wünsche und Visionen, die uns in Tag- oder Nachtträumen bewusst werden. Viele Erdenbürger wünschen sich, sehr viel Geld besitzen, um sich ihre Träume zu erfüllen: ein Leben auf den Malediven, nicht mehr zur Arbeit gehen müssen, die schicksten Autos, Boote und Häuser zu besitzen. Vermeintlich wären dann alle Sorgen passé und man würde nur noch im Glück schwelgen. Die Realität sieht anders aus: Sie kennen die Geschichten von Lotto-Lothar und sonstigen vermeintlichen Glückspilzen? Durch Reichtum kam Langeweile, es fehlten Aufgaben und es gab falsche Freunde oder sie gerieten auf die schiefe Bahn. Mit Geld und Macht ethisch umzugehen bedarf einer hohen Kompetenz.

Langjährige Pflegende finden: «Als wir unsere Ausbildung begonnen haben, war die Arbeit noch schön. Da hatten wir noch Zeit für unsere Patienten, es war noch ganz viel Personal vorhanden.» Folglich wünschen viele, diese Zeiten kämen wieder.

Aber leider ist auch dies ein Wunsch, der mit großer Wahrscheinlichkeit keine Realität werden wird. Es wird aller Voraussicht nach, z. B. in der Pflege, keinen Stellenschlüssel geben, der alle Bedürfnisse befriedigt. Zugleich wird die Pflege auch nicht mehr das Sammelsurium an Leistungen erbringen, die früher noch alle getätigt wurden (selbst Instrumente sterilisieren, eigenhändig Laborparameter bestimmen, alles per Hand ausfüllen). Heute gibt es in vielen Bereichen Servicekräfte, das Aufgabenspektrum der Berufe erweiterte sich und neue Wünsche und Visionen vom Arbeitsplatz der Zukunft entstehen. Um herauszufinden, welche Vision Sie von Ihrer Berufstätigkeit haben, werden wir uns später mit dem Karriereplaner eindringlich beschäftigen. Jetzt steht aber zunächst ein recht ungewöhnlicher Besuch für Sie an.

2.5.1 Denkwürdiger Besuch auf dem Friedhof

Für die zweite Übung sollten Sie sich mindestens 15 Minuten Zeit nehmen. Nutzen Sie wieder ein Blatt Papier und schalten Sie Störungen (Smartphone, Besuche) aus. Stellen Sie sich bitte folgendes Szenario vor:

Übung 2: Mentales Finale

Sie sind bei einer Beerdigung. Dort sind viele Trauergäste. Ein Teil ist emotional sehr erschüttert. Einige Redner treten an das offene Grab und halten kurze Nachrufe. Plötzlich wird Ihnen bewusst: Da sind ja Ihre Familie und Partner und Freunde, Ihre Vorgesetzen, Ihre Kollegen. Und Sie bemerken: Es ist Ihre eigene Beerdigung!

- Ich weiß, möglicherweise sind Sie bei dieser Übung etwas schockiert, aber spinnen Sie den Gedanken weiter fort. Später werden Ihnen der Sinn der Übung und die Absicht, die dahinter steckt, klar werden.
- Welche Grabreden werden gehalten?
- Was werden die anwesenden Trauergäste über Sie und ihr bisher gelebtes Leben denken, vielleicht auch laut aussprechen oder leise tuscheln?
- Was möchten Sie diesen Menschen gerne bedeutet haben?
- Über was würden Sie sich freuen, wenn es anlässlich Ihrer Beerdigung gesagt würde?
- Was wird die Welt von Ihnen gehabt haben?

Merken Sie, worauf diese Übung abzielt? Die Konsequenzen aus Ihren Glaubenssätzen der Übung 1 werden im Ergebnis von Übung 2 sichtbar. Wenn also alles so unverändert weiter geht, besteht eine hohe Wahrscheinlichkeit, dass bei Ihrem Tod entsprechende Reden gehalten werden.

Wenn Sie damit zufrieden sind, dann ist es perfekt, denn es geht in diesem Buch bekanntermaßen um das Management Ihres eigenen Lebens. Bei guten Planungen wird mit der Zeit die erfolgreiche Umsetzung immer wahrscheinlicher. Umgekehrt aber genauso: Wenn Sie unzufrieden sind und mit der aktuellen Ausrichtung Ihres (Berufs)lebens nicht (mehr) einverstanden sind, dann sollten Sie Ihre weitere Planung überdenken. Jeder Tag bietet Ihnen dazu neue Möglichkeiten. Und somit ist das Klagen «*Ach, hätte ich doch nur mehr Zeit gehabt!*» eigentlich nur eine Frage des richtigen Prioritätensetzens beim Zeitmanagement.

Weise Menschen mahnen, dass Lebensziele weniger egoistisch oder materiell sein sollten. Und vielen ist auch klar, dass das Materielle spätestens mit dem Tod zurück bleibt.

Nun stellt sich die Frage:

- «Wie gelingt es Ihnen, diese Erkenntnis in Ihre alltägliche Ausrichtung zu integrieren?» und
- «Was zählt dann wirklich?» oder anders ausgedrückt:
- «Was ist wirklich wichtig – das was Sie selbst möchten, was Ihnen wichtig ist oder was die Leute über Sie sagen?».

Manche von Ihnen kommen durch Übung 2 etwa zur Erkenntnis, dass sie eigentlich einen Beruf im Leben ausgeübt haben, aus dem sie noch viel mehr hätten machen können und es dann bereuen, dass sie über Jahre oder Jahrzehnte auf dem gleichen Level stehen geblieben sind. Aber der fromme Wunsch «*Ich müsste mal mehr für meine eigene Fort- und Weiterbildung tun!*» bleibt solange ein Begehren, wie ihm keine Taten folgen.

2.5.2 Blicken Sie auf Ihre Timeline

Häufig wird in der Lebensmitte Bilanz gezogen – «*Was habe ich bislang erreicht?*» und «*Welche Projekte stehen noch auf meiner Agenda?*». In der Psychologie wird dazu das Instrument der **Timeline** (Zeitlinie) genutzt.

Übung 3: Timeline

Nehmen Sie ein längeres Seil, eine Schnur oder einen ausgeklappten Zollstock und legen Sie diesen vor sich auf den Boden. Markieren Sie den linken Endpunkt mit einem Papier, auf dem Ihr Geburtsdatum notiert ist. Die gesamte Länge soll die statistisch zu erwartende Lebenszeit darstellen. Diese liegt bei Frauen derzeit bei 83 und bei Männern bei 78 Jahren.

Markieren Sie mit einem Papier oder einer Karte das aktuelle Tagesdatum. Rückblickend legen Sie anschließend Ihre wichtigen Stationen auf der Timeline aus:

- Ihre Einschulung,
- den Abschluss der allgemeinbildenden Schule,
- Ausbildungsbeginn,
- Examen,
- Arbeitgeber(wechsel),
- Freundschaften,
- Eheschließungen usw.

Bei der Dimension der Timeline sollten Sie berücksichtigen, dass Sie möglicherweise viel älter als der statistische Durchschnitt werden, denn diese Zahlen sind reine Statistik. So prognostizieren Zukunftsforscher, dass immer mehr Menschen 100 Jahre und älter werden. Während im Jahre 2011 in Deutschland «nur» 14.436 Bürger über 100 Jahre alt wurden, waren es 2014 bereits 16.860. Dieses sollten Sie in der Dimension Ihrer Timeline beachten.

Auch für die verbleibenden Jahre und Jahrzehnte lassen sich bereits jetzt Markierungen vornehmen. So kann es heute als sicher gelten, dass alle Jahrgänge, die später als 1963 geboren wurden, mindestens bis zum 67. Lebensjahr arbeiten müssen, um die volle Rente zu erhalten. Es sei denn, die Betroffenen akzeptieren massive finanzielle Einbußen. Viel-

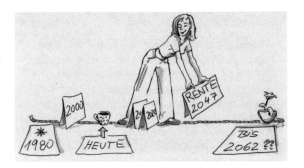

◨ **Abb. 2.1** Julia erstellt ihre persönliche Timeline

leicht gibt es auch weitere Fixtermine, wie z. B. den Abschluss von derzeit laufenden Projekten, das Ende der Hypothekendarlehen usw. (◨ Abb. 2.1).

Bei obiger Timeline-Übung kann deutlich werden, welche Motivatoren Sie in Ihrer Vergangenheit nutzten. In der nächsten Übung reflektieren Sie Ihre Motivatoren mittels der nachfolgenden Fragen.

Übung 4: Fragen zur Timeline

— Was war früher der Anlass, neue erfolgreiche Projekte anzugehen?
— Ging es Ihnen um die Bestätigung von Anderen oder um handfeste Vorteile, die Sie sich durch die Zielerreichung erhofften? Manche benötigen den Nervenkitzel und die Herausforderung vor neuen Aufgaben.
— Oder motiviert Sie es, sobald ein tiefliegender Sinn und entsprechende Werte vorliegen?
— Einige reizt die Alleinbewältigung, andere möchten Ihre Ziele gemeinsam mit Gruppen erreichen.

Luftschlösser sind nicht verkehrt, aber es fehlt der ernsthafte Wille zur Umsetzung. Es macht wenig Sinn, wenn wir Energie in die Umsetzung von unrealistischen Wünschen und Visionen investieren. Auf der anderen Seite entwickeln unwiderstehliche Träume und Sehnsüchte auch einen hohen Grad an Kraft. Wenn wir unsere Aufmerksamkeit auf realistische Wünsche fokussieren, besteht guter Grund zur Hoffnung, dass uns dieses positive Zukunftsbild so stark mit Energie zur Umsetzung auflädt, dass wir mit echter Triebkraft einen guten Start und (wahrscheinlich auch) sicheren Flug hinlegen werden.

Diffuse und verschwommene Pläne sind also **Wünsche, Visionen** oder **Phantasien**, die noch nicht als konkretes Ziel umgesetzt wurden. **Ziele** dagegen richten sich auf konkrete Vorstellungen in der Zukunft. Eine erste sinnvolle berufliche Zielformulierung wäre z. B.: *«Ich engagiere mich intensiver für meine berufliche Weiterentwicklung.»*. Die dazu passenden Umsetzungsmaßnahmen könnten sein: *«Ich werde Mitglied in einem Berufsverband.»* oder *«Ich abonniere eine berufliche Fachzeitschrift und wähle mir für jedes Jahr ein Fortbildungsthema, zu dem ich ein Seminar besuche.»*. Dadurch halten Sie sich auf dem Laufenden und die Veränderungen im Berufsfeld belasten weniger (▶ Top im Job: Nicht ärgern, ändern). Langfristig erreichen Sie neue Kompetenzen, die Sie sicherer werden und Sie in Folge dessen mit einem angenehmeren Gefühl zu Ihrer Arbeit gehen lassen.

2.6 Wählen Sie ein Vorbild

Oft leitet auch ein inspirierendes Vorbild. Möchten z. B. Ihre Selbstdisziplin ausweiten, so orientieren Sie sich an einer Person, die diese Fähigkeiten hat. Angesichts eines reich gedeckten Tischs wählt der Hintermann zumeist das Gemüse, wenn der selbstbeherrschte Vordermann statt zum Schokoladenkeks zur Karotte gegriffen hatte. Selbst der unbewusste Gedanke an Personen mit eisernem Willen beeinflusst den Willen. Bei Disziplintests am Computer schnitten jene Teilnehmer deutlich besser ab, auf deren Bildschirm der Name eines Freunds für wenige Millisekunden angezeigt wurde, der zuvor als selbstkontrolliert beschrieben wurde. Die Untersuchung belegte auch, warum schlanke, Sport treibende Idole wie Madonna die Bewegungsmotivation ihrer Anhänger eher steigerten oder bei korpulenteren Stars träge werden ließen – wählen Sie, ob Sie sich von Ottfried Fischer oder Angelique Kerber inspirieren lassen.

2.7   Misserfolge

Manchmal ärgern wir uns, wenn angestrebte Projekte misslingen. Wir leiden unter dem Scheitern. Beides kann zu einem Verlust von Selbstwertgefühl führen. Aber gehören diese Misserfolge nicht auch zum Leben?

» Den Fortschritt verdanken die Menschen den Unzufriedenen. (Aldous Huxley 1894–1963)

Beobachten wir ein Kleinkind beim Laufen lernen: Es steht immer wieder auf und versucht es so lange von neuem, bis ihm entweder die Kräfte versagen und es sich durch Liegen, Krabbeln oder Schlafen eine Erholungspause gönnt. Nach der Unterbrechung wird das «Laufen-lernen-Projekt» mit gleichem Enthusiasmus fortgesetzt, bis das erste längere Stehen und die ersten holprigen Schritte gelingen. Wir alle haben diese Prozesse durchlaufen.

Menschen, die sich viel mit ihrer «Misserfolgsvergangenheit» oder «Angstzukunft» beschäftigen, richten ihre Aufmerksamkeit auf all das, was ihnen bisher nicht gelungen ist oder vielleicht nicht gelingen wird. Damit tanken sie sich regelrecht negativ auf und ersticken jeden noch so kleinen

Wunsch nach Veränderung im Keime. Langfristig bewirkt die Angst vor Neuem eine lange Kette von negativen Wirkungen und Folgewirkungen: Die Automatismen und Gewohnheiten verfestigen sich und der Betroffene ist von dem bevorstehenden Fehlschlag überzeugt.

Menschen, die ihre Chancen und Möglichkeiten nicht genutzt haben, werden oftmals körperlich und seelisch krank. Körpereigene Glückshormone werden nur dann ausgeschüttet, wenn der Betroffene aktiv wird. Passive und erfolglose Menschen verschaffen sich manchmal von außen durch Drogen, Alkohol und Stimmungsaufheller Entlastung. Manche strampeln im Hamsterrad des Burnout, ohne sich von der Stelle zu bewegen (► Top im Job: Nicht ärgern, ändern). Analysieren Sie Ihre evtl. vorhandene Unzufriedenheit bei der Arbeit? Woran liegt es? Je konkreter Sie die Ursachen diagnostizieren, desto leichter lassen sich konkrete Ziele ableiten und anstreben.

2.7.1 Fehlende Ziele des Negativkreislaufs

Es gibt Kollegen, denen der Beruf keinen Spaß mehr macht und die denken, dass ihr Arbeitgeber ihnen nicht die Position gibt, die sie ihrer Ansicht nach verdienen müssten. In Folge dessen geben sie ihrem Unternehmen auch nur einen Teil ihrer Arbeitskraft. Sie arbeiten deutlich langsamer als notwendig und kümmern sich während der Arbeit um viele private Angelegenheiten, z. B. Telefonate, Internet-Recherchen oder erledigen ihre private Buchhaltung. Es ist offensichtlich, dass so ein Verhalten weder die Betroffenen noch das Kollegenteam positiv stimuliert. Was für die sich als Opfer der Umstände Fühlenden anfangs nach einem gewonnenen Machtspiel aussieht nach dem Motto: «Jetzt zeig ich es mal meiner Vorgesetzten!», geht in den meisten Fällen nach hinten los und fällt auf den Verursacher zurück.

Unterforderung mit «Boreout-Problematik» ist im Gesundheitswesen zwar selten, aber wenn es auftritt, entfaltet das Phänomen seine krankmachende, mit dem Burnout vergleichbare Wirkung (▶ Top im Job: Nicht ärgern, ändern). Hier ist ein offensiver Umgang mit der Erkrankung notwendig.

… Nicht bis zur Rente …

Julia und Ute bewundern ihre Kollegen Sarah und Alex, die genau wissen, was sie möchten und wünschen sich, ähnlich klare Entscheidungen treffen zu können. Für Julia selbst ist nur deutlich, dass sie als Pflegefachfrau auf dieser Station keinesfalls bis zu ihrer Rente arbeiten wird. Aber wohin soll sie gehen? Wer gibt ihr eine neue Richtung vor?

Wer keine Ziele hat, kann auch keine Pläne für sein Vorgehen machen, stattdessen findet sich diese Person im Negativkreislauf wieder (◐ Abb. 2.2).

Wer sich darauf einlässt, wird durch jahrelanges Im-Kreis-drehen erleben, dass sich sein Selbstwertgefühl minimiert. Schnell entwickeln sich aus Gewohnheiten Routinen

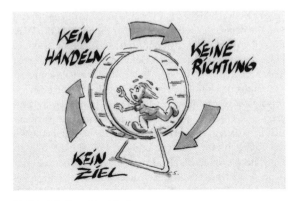

◐ **Abb. 2.2** Negativkreislauf

und Überzeugungen. Eine Lebenseinstellung, die eher von
«*Ich kann das ja doch nicht.*» oder «*Das schaff ich nie!*» geprägt ist, führt immer tiefer ins Desaster. Bei manchen un-
tergräbt die erlebte Angst das Zielvorhaben: «*Was soll ich
machen, wenn es unangenehm wird?*» oder «*Was soll ich tun,
wenn es schiefgeht?*». Diese und ähnliche Gedanken zehren
innere Kraft und wirken wie eine sich selbsterfüllende Prophezeiung. Wer negativ denkt, wird Negatives erleben.

2.7.2 So verlassen Sie den Negativkreislauf

Eine Lösung liegt im Wechsel der Perspektive. Menschen,
die vormals negativ gedacht haben, sollten versuchen, einen
anderen Blickwinkel einzunehmen. Dieser Wechsel ist für
Betroffene oft so «angstbesetzt» und neu, dass der Start
schwer fällt. Aber mit einer Portion Selbstdisziplin schafft
man u. U. alleine, um was es in vielen Coachingstunden
beim Profi geht. Sie lernen ein erfrischend anderes und
wohltuendes Denken. Fragen Sie sich bezüglich Ihres Ziel-
vorhabens bitte:

- «*Was tue ich, wenn es mir leicht fällt?*»
- «*Was tue ich, wenn ich keine Angst habe?*»
- «*Was tue ich, wenn ich wüsste, dass mein Ziel auf jeden
  Fall erreicht wird?*»
- «*Was wird es mich noch kosten, wenn ich nicht in
  Schwung komme?*»
- «*Was hat mich meine Bequemlichkeit und mein ›Nichts-
  tun‹ bis heute bereits gekostet?*»
- «*Was könnte ich bei einem neuen Ziel Reizvolles erleben?*»
- «*Was könnte Schreckliches passieren, wenn alles beim
  Alten bliebe?*»

Sie merken wahrscheinlich schon: Durch eine andere Sichtweise manövrieren Sie sich in eine interessierte und aktiv-positive Ausgangslage. Dabei nutzen Sie all Ihre bereits vorhandenen Ressourcen und Erfahrungen und verabschieden sich vom destruktiven Negativkreislauf.

Im Coaching berichten manche Klienten, dass gerade dieser Leidensdruck «Niemals schaffe ich etwas!» nützliche Aspekte bietet. Durch langandauernden Stress wird das Gehirn auf eine Neuorientierung vorbereitet. Dadurch steigt oft die Selbstmotivation, jetzt endlich etwas zu ändern. Wenn es Ihnen dazu noch gelingt, eine regelrechte Vorfreude auf das Neue zu entwickeln, fallen Ihnen später die notwendigen Veränderungen leichter.

Wenn Sie zögern, eine unangenehme Aufgabe in Angriff zu nehmen überlisten Sie sich mit der «5-Minuten-Strategie». Dazu vereinbaren Sie mit sich selbst: «Wenn ich jetzt unmittelbar damit anfange, darf ich in fünf Minuten wieder aufhören». Erfahrene kennen das bereits: Sie benötigen keinen großen Willen mehr, wenn Sie erst einmal mit einer Sache begonnen haben.

2.7.3 So nutzen Sie Misserfolge

Jeder Misserfolg ist ein Feedback. Natürlich wäre es schön, wenn alle Aufträge, Ziele und Projekte gelängen. Aber zum Lernen gehört auch das «Fallen» – wie war das beim «Laufen-lernen-Projekt»? Nutzen Sie den Rückblick auf persönliche Misserfolge und überlegen Sie, was Sie daraus lernen können. Wofür war es gut, dass die Sache damals nicht gelungen ist. Rückblickend wechselt häufig die Bewertung.

Alex's Richtungswechsel

Pfleger Alex berichtet, dass er sich damals um die Stelle als Praxisanleiter beworben, den begehrten Platz für die Weiterbildung mangels Kapazität nicht erhalten hat und durch Zufall ein aktuelles Lehrbuch zum Thema Führungskompetenz in der Pflege (Tewes 2015) gelesen habe. Dieses gab ihm eine völlig neue Richtung in der Betrachtung seines Berufs und hat in ihm den Wunsch entstehen lassen, anschließend in den Bereich des Pflegemanagements zu wechseln.

Ein (Miss)erfolg kann auch vorliegen, wenn Sie feststellen, dass einige Ihrer Leistungen nicht dem vorgegebenen Standard entsprechen. Wenn Sie häufig zu hören bekommen, dass Sie etwas nicht optimal können, sollte das ein Anlass sein, diesen Aspekt näher zu betrachten.

Sarah und die Kommunikation

Sarah ärgerte sich anfangs häufig über Missverständnisse, die anscheinend nur ihr passierten. Erst als sie dieses Phänomen näher betrachtete, hörte sie von Kollegen und Lernenden, dass sie sich oft mehrdeutig ausdrückt. Nun achtete sie darauf, besuchte Kommunikationstrainings, las Bücher dazu und entwickelte im Laufe der Zeit ein regelrechtes Expertenwissen. Gerade weil Sarah anfangs darunter litt, gelang ihr der systematische Aufbau von fehlenden Kompetenzen. Heute praktiziert sie professionelle Kommunikation auch in anspruchsvollen Konstellationen und erzielt ein überwältigend hohes Niveau.

Ein unerwünschtes Ergebnis ist besser als gar keins. Damit erfahren Sie, wie Sie es zukünftig nicht machen und können sich selbst beim nächsten Versuch berichtigen. Wenn Sie die Sache aus dieser Perspektive betrachten, dann ist sogar ein vermeintlicher Misserfolg ein Erfolg. Alleine schon die Tatsache, dass Sie handeln, steigert Ihre Aussicht auf Zielerreichung.

2.8   Ausrichtung Ihres Lebens?

Oft hilft bei der Beantwortung dieser Frage der Austausch mit vertrauten Personen. Indem Sie dem anderen solche grundlegende Fragestellungen erklären, erklären Sie es sich selbst! Für solch eine Selbstreflektion eignet sich die nachfolgende Übung.

Übung 5: Meine Orientierung

— Welche Wünsche, Visionen und Träume habe ich von meinem Leben?
— Wer sind meine wichtigsten Mitmenschen?
— Wie viel Zeit und Aufmerksamkeit widme ich aktuell diesen Personen?
— In wie weit trägt meine momentane berufliche und Freizeittätigkeit dazu bei, meine Lebensvision zu erreichen?

Nehmen Sie sich zunächst alleine Zeit für die Beantwortung. Manchmal sind der Rückzug in ein ruhiges Zimmer, ein Platz abseits auf einer Wiese bei schönem Wetter oder ein Spaziergang im Wald gute Möglichkeiten, um nachzudenken und um sich über Ihre Wünsche klar zu werden. Wenn Sie Ihre ersten diffusen Visionen herausgearbeitet haben, eignet sich danach der Austausch mit anderen Menschen. Dabei entwickeln sich aus Visionen langsam konkrete Wünsche.

Gerade bei Geburtstagen oder in der Lebensmitte beginnen viele die zurückliegenden Jahre zu reflektieren. Die Timeline (▶ Abschn. 3.5.2) ist dafür ein gründliches Instrument und stellt die Gesamtheit von Positivem und Negativem dar. In einer amerikanischen Studie wurden Frauen im Abstand von 11 Jahren nach ihren Lebenszielen, Berufswünschen und Änderungsbedarf in ihrem Leben befragt (Thimm 2009). Die Beschäftigten, die trotz Unzufriedenheit nach 11 Jahren ihr Leben nicht verändert hatten, waren depressiver, ängstlicher, körperlich labiler und erlebten weniger Selbstvertrauen als die Frauen, die ihr Leben aktiv verändert hatten und es entsprechend ihrer Ziele gestalteten. Doch auf welche Orientierungspunkte können Sie Ihr Leben ausrichten?

2.8.1 Orientieren Sie Ihr Leben

Sicherlich gibt es unzählige Zielrichtungen, die von ihren Propagandisten mehr oder weniger lautstark vertreten werden. Die Religionen möchten zu einem gottgewollten und barmherzigen Leben anregen, die Wissenschaft zu einem Leben voller Bildung, die Pädagogik zur Selbstentwicklung des Menschen, die Versicherungswirtschaft zur abgesicherten Existenz ihres Vermögens und der Finanzmarkt zum Konsum. Egal, wen Sie fragen, Sie werden immer gefilterte Antworten bekommen, die oft einseitig sind. Wenn Sie diesen Empfehlungen nicht blindlings vertrauen möchten, müssen Sie sich ihre eigenen Gedanken machen. Auch damit haben sich Experten beschäftigt, die in ihrer Profession mit Menschen arbeiten, die bis Dato eine Fehlausrichtung erfuhren und durch Burnout für eine gewisse Zeit ganz aus dem belastenden Arbeits- oder Freizeitstress zurückgetreten sind. Fragt man Psychosomatiker, so sprechen diese vom Gleichgewicht: **Work-Life-Balance** lautet der Fachbegriff, der dieses ausgewogene Verhältnis beschreibt.

Unsere Wünsche und Ziele erreichen wir am besten, wenn sich vier Bereiche unseres Lebens in einer guten Balance befinden. Zu diesen Qualitäten des Lebens gehören:

- Ihr **Körper** und Ihre Sinne,
- Ihre **Leistung**,
- Ihre **Fantasie** und Zukunft,
- Ihr **Kontakt** zu Ihren Mitmenschen.

Gerät dieses ausgewogene Verhältnis aus dem Lot, erhält z. B. der Bereich Fantasie durch ausuferndes (Computer) spielen die Oberhand, werden die anderen drei Bereiche vernachlässigt. Dieses führt auf Dauer zu Konflikten, die dann alle vier Bereiche betreffen. Zudem erzeugt dieses Ungleichgewicht Stress. Wenn dieser Status durch Flucht in die Krankheit (Körper), Flucht in die Arbeit (Leistung), Flucht in die Geselligkeit oder Einsamkeit (Kontakt) oder auch durch Flucht in Träume (Fantasie) aus der Balance gerät, reagieren Menschen mit körperlichen oder psychischen Erkrankungen (Peseschkian 2005).

■ Körper/Sinne

Diese Eigenschaft beschreibt Ihre Fähigkeit, den eigenen Körper wertschätzend wahrzunehmen und zu erleben und damit Ihre Gesundheit zu erhalten. An erster Stelle steht dabei das Körper-Ich-Gefühl.

- Wie nehme ich meinen Körper wahr?
- Wie fühle und erlebe ich die Sinneswahrnehmungen und Informationen aus meiner Umwelt?
- Wie gelingt es mir auf die Körpersignale zu achten, z. B. wenn der Kopf mit Migräne reagiert, um zu zeigen: «*Ich kann nicht mehr denken.*» (► Top im Job: «Nicht ärgern, ändern»)?
- Nehme ich mir Zeit für ausreichend Schlaf, Nahrung, Bewegung, Sex, Zärtlichkeit und Gesundheit?

■ Leistung

Hierunter wird die Kompetenz verstanden, von Ihren eigenen Lernmöglichkeiten Gebrauch zu machen und diese gezielt einzusetzen, also auch die Fähigkeit zu lehren und zu lernen. Dies entspricht Ihren Leistungsnormen.

- Wann erlebe ich Überlastungen auf der Arbeit – wann bin ich unterfordert?
- Wie wirkt mein Leistungsverhalten im Privatleben?

- Interessiere ich mich für meine Aufgaben bei der Arbeit?
- Gefällt mir zwar einerseits mein Beruf, aber leide ich andererseits unter meinem Kollegenteam?
- Welchen Einfluss hat die von mir erbrachte Leistung auf mein Selbstwertgefühl?

● Fantasie/Zukunft

In diesem Bereich nutzen Sie Ihre intuitiven und fantasievollen Ressourcen, um damit die nahe und ferne Zukunft optimistisch und sinngebend zu entwerfen. Diese Ziele und Visionen reichen über die unmittelbare Wirklichkeit hinaus und beinhalten all das, was als Sinn des Lebens oder den Sinn einer Tätigkeit für Sie von hoher Bedeutung ist. Auch Religion und Weltanschauungen betreffen die Fähigkeit der Intuition und Fantasie.

- Welche sinnvollen Tätigkeiten kann ich im Berufs- und Privatleben integrieren?
- Welche Bedeutung hat mein Handeln?
- Wie ist mein Verhältnis zur Zukunft?
- Welches sind die Koordinaten meines Orientierungssystems?
- Zu welchem großen Ganzen gehöre ich?
- Was glaube ich, geschieht nach meinem Tod?

● Kontakt

In diesem Bereich gestalten Sie Ihre emotionalen Eigenschaften, um dadurch soziale Beziehungen aufzubauen und zu pflegen. Er beinhaltet die Fähigkeit zu lieben und sich so zu verhalten, dass man geliebt wird. Von großer Bedeutung ist Ihr Verhältnis zu sich selbst, zu Ihrem Partner, Familie, Freunden, Kollegen und Klienten. Dieser Kontakt beinhaltet auch die Berührung mit anderen sozialen Schichten, fremden Kulturkreisen, Tieren, Pflanzen und Dingen. Durch Erziehung, Tradition und individuelle Lernerfahrungen wird

Ihre Kontaktfähigkeit entscheidend geprägt. Hier treten Sie
in Kontakt mit den Wertvorstellungen von anderen, übernehmen diese oder lehnen sie ab.

- Wie regelmäßig überprüfe ich mein eigenes Befinden?
- Wie verhalte ich mich meinen Mitmenschen und der
  Umwelt gegenüber?
- Lebe ich einen guten Kontakt zu meinem Partner, Kin-
  dern, Verwandten?
- Nutzen ich Zeit für meine Familie und Freunde?
- Wie offen reagiere ich in Bezug auf andere Meinungen
  und Ansichten?

2.8.2 Ausgewogenheit zwischen diesen vier Bereichen

Alle diese Lebensqualitäten stehen durch eine gelungene
«Work-Life-Balance» in Harmonie. Peseschkian (2016)
empfiehlt diese Bereiche in vier Anteile von jeweils 25% zu
unterteilen. Dieses wäre ein typisches ausgewogenes Verhältnis laut Lehrbuch, denn Sie wissen natürlich, dass es im
Leben immer wieder Zeiten gibt, in denen einzelne Bereiche
über- oder unterrepräsentiert sind. So wird bei einem Stel-
len- und Arbeitgeberwechsel mehr Zeit in den **Leistungs**bereich und beim Verliebtsein mehr Energie in den Sektoren
Kontakt und **Fantasie** notwendig sein. Aber langfristig sollte es zu keinen Missverhältnissen kommen, sondern ein relativ ausgewogenes Verhältnis vorliegen.

2.8.3 Machen Sie Ihren Selbstcheck

Bevor Sie Ihre Lebenswünsche freilegen, ist es zweckmäßig,
zunächst eine weitere aktuelle Standortbestimmung vorzunehmen. Wie ist Ihr Status quo? Haben Sie das erreicht, was

Sie erreichen wollten? Was planen Sie? Im Selbstcheck fokussieren Sie Ihre Aufmerksamkeit.

Selbstcheck

Selbstwahrnehmung der Arbeit

1. **Beobachten** Sie sich während Ihrer beruflichen Tätigkeit sorgfältig: sowohl in den Arbeitsräumen (Patientenzimmer, Untersuchungsräumen usw.) als auch in den Sozialräumen, im Büro, bei Gesprächen mit Kollegen, Führungskräften und Klienten (Patienten, Angehörigen).
2. **Beschreiben** Sie Ihre typischen Verhaltensweisen: Wie treten Sie anderen gegenüber auf?
3. Stellen Sie sich vor, unsichtbare Videokameras würden vollständig Ihr Verhalten aufzeichnen. Später in Ruhe betrachten Sie die Bilder und hören Ihren Tonfall und die Stimme in allen Äußerungen. Zudem erinnern Sie sich an die empfundenen Gefühle. Wie verhalten Sie sich anderen gegenüber?
4. Worin liegen im Beruf Ihre Initiative und Ihr Engagement?
5. Beschreiben Sie Ihre Flexibilität in ungeplanten Situationen!
6. Wie ist Ihr soziales Verhalten gegenüber Patienten, Kollegen und Vorgesetzten?
7. Beschreiben Sie die Qualität Ihrer Arbeit!
8. Beschreiben Sie die Ökonomie Ihrer Arbeit!
9. Beschreiben Sie die zeitliche Dimension Ihrer Berufstätigkeit!
10. Beschreiben Sie Ihr Urteilsvermögen.
11. In welchen Situationen erleben Sie auf Ihrer Arbeit reude und Zufriedenheit?
12. In welchen Situationen erleben Sie auf Ihrer Arbeit Stress, Frustration und Gereiztheit?
13. Welchen Menschen gehen Sie aus dem Weg?

Wenn Sie obige Punkte zu Ihrer Zufriedenheit beantwortet haben, eröffnet sich mit Fragen zur «Fremdwahrnehmung der Arbeit» die zusätzliche Möglichkeit, zu Ihrer Selbstwahrnehmung auch die Perspektive der Fremdwahrnehmung zu integrieren.

Fremdwahrnehmung der Arbeit
- Fragen Sie mindestens zwei Personen Ihres Vertrauens nach ihrer Einschätzung zu obigen Fragen. Dabei sollte es mindestens ein Kollege (berufsbezogen) und ein Freund (privat) sein, die Sie gut kennen.
- Machen Sie sich während bzw. nach den Gesprächen Notizen der wichtigen Gedanken.
- Schlafen Sie mindestens eine Nacht darüber.
- Sichten Sie Ihre Aufzeichnungen und beurteilen Sie Ihre Kompetenzen.

Übertragung der Ergebnisse auf die Freizeit
- Worin liegt in Ihrem Privatleben Ihre Initiative und Ihr Engagement?

2.8.4 Was können Sie?

Selbsterkenntnis ist wichtig, damit ich erkenne, wer ich bin, was ich will und mit welchen Stärken und Schwächen ich auf meinem Weg rechnen kann. Stärken Sie Ihre Stärken und schwächen Sie die Schwächen. Wenn Sie wissen, was Sie besonders gut können, sind Sie darin höchstwahrscheinlich besser als andere. Damit ist Ihr Erfolg vorprogrammiert. Wenn Sie also Ihre Stärken immer weiter verbessern, wird dadurch auch Ihr Erfolg immer größer, ohne dass es Sie besonders belasten oder anstrengen würde.

Erst wenn man seine Schwächen kennt, kann man lernen, sie zu überwinden oder mit ihnen umzugehen. Wobei die Sache einen Haken hat: Wenn Sie versuchen, Ihre Schwächen zu verbessern, benötigen Sie mehr Anstrengung, als wenn Sie Ihre Stärken stärken. Denn das Ergebnis wird dann oft nur Mittelmaß sein. Sie können sich Ihres ganzen Potenzials bewusst werden, wenn Sie Ihre Stärken und Schwächen kennen. Damit haben Sie die grobe Richtung Ihres **Lebensziels** erkundet.

Ebenso bedeutsam ist die Frage, ob Sie Ihre Stärken gefährden würden, wenn Sie in einem anderen Sektor arbeiten. Denn möglicherweise haben Ihre vermeintlichen Schwächen in einem anderen Arbeitsumfeld eine untergeordnete Bedeutung.

Julia und die Mathematik

Julia erkennt, dass zu ihren Schwächen Ängste und Stresssituationen zählen, die entstehen, sobald sie Abrechnungen und mathematische Übersichten anfertigen muss. Also überlegt sie alternative Arbeitsgebiete, in denen sie ein anderes Tätigkeitsspektrum übernehmen kann.

Bei der ersten Einschätzung geht es weniger um Fakten, sondern mehr um Ihre Emotionen den äußeren Umständen gegenüber. Wenn Ihnen Teamarbeit auf Station schwer fällt, wechseln Sie in einen Fachbereich, wo Sie mehr für sich alleine arbeiten (z. B. Diagnostik). Wenn Sie gut präsentieren und verkaufen können, wechseln Sie in eine Abteilung, wo Sie mehr Kundenkontakt und Akquise übernehmen. Wenn es Ihnen um eine andere Fachkompetenz geht, planen Sie ggf. eine Weiterbildung, ein Studium oder eine Aufbauqualifikation, um neue Tätigkeitsfelder zu erschließen.

In ◻ Tab. 2.1 können Sie Ihre Zielplanung mit Eintragungen vornehmen: Kennzeichnen Sie das derzeitige Aufgabenspektrum mit den Symbolen:

+　　mehr davon
-　　weniger davon
o　　gleich viel davon

Wenn Sie sich die drei Variationen ausgemalt haben, gibt es eine zusätzliche Übungssteigerung:

Stellen Sie sich nun noch einen Plan A, B oder C vor. Plan A steht für die optimale Umsetzung Ihrer anvisierten Ziele. Bei dieser ersten Version verläuft alles perfekt, alles wird so, wie Sie es sich vorstellen. In Plan B erreichen Sie einen Teil Ihrer Ziele, einiges läuft «wie geschmiert», anderes nicht. Plan B ist der Wahrscheinlichste, da selten alles optimal verläuft. In Plan C gelingen die Ziele nicht. Sie spielen in Gedanken durch, dass unvorhergesehene Ereignisse Ihren Plan zunichtemachen. Und trotzdem hält Plan C Alternativen bereit. Denn auch wenn etwas misslingt, ist es ein Feedback und eröffnet Möglichkeiten der Veränderung.

Um einen alternativen Plan A, B oder C zu haben, ist es **nicht** immer notwendig den Arbeitgeber zu wechseln. Oft lässt sich einiges durch (Zusatz)qualifikation oder einen Wechsel im Tätigkeitsfeld erreichen. Dadurch behalten Sie auch zukünftig die Vorteile, die Ihnen Ihr Arbeitgeber bietet – und dieser verliert keinen zuverlässigen Mitarbeitenden durch Abwanderung.

2.9   Kaskade der Lebensziele

2.9.1   So konkretisieren Sie Ihre Ziele

Jeder Mensch hält meistens erst einmal inne, wenn schwere Aufgaben zu bewältigen sind. Manchmal sind Betroffene im wahrsten Sinne des Wortes durch große Herausforderungen blockiert. Darum ist das Aufteilen in Teilziele mit überschaubaren Abschnitten eine gute Methode, um aus großen Lebenszielen kompakte und gut umsetzbare Tagesziele zu gestalten. Ähnlich wie die Kaskade eines Brunnens wird der Wasserstrom immer feiner und graziler (◘ Abb. 2.3).

◻ Tab. 2.1 Planung Aufgabenspektrum

Kriterien	Derzeitige Tätigkeit: Das mache ich jetzt	Variante 1: Nach Weiterbildung XY	Variante 2: Nach Wechsel in andere Fachabteilung	Variante 3: Nach Wechsel in anderes Tätigkeitsspektrum
Direkter Patientenkontakt				
Direkter Kontakt mit Angehörigen				
Direkter Kontakt mit Einweisern/Zuweisern				
Direkter Kontakt mit oberster Führungsebene				
Führungsaufgaben				
Fachspezifische Planung				
Öffentlichkeitsarbeit				

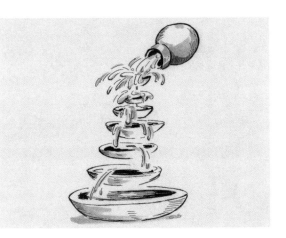

◘ Abb. 2.3 Kaskade der Lebensziele

Wiederum leiten Fragen an Sie einen Prozess ein, in dem Sie aus großen Visionen und Wünschen Ihre Ziele ableiten können. Ihre Lebensziele werden später zu praktikablen Tageszielen umgestaltet.

Übung 6: Zielplanung – von Lebens- zu Tageszielen

1. Lebenszielplan: Was sollen/wollen Sie in Ihrem Leben erreichen?
2. Abschnittsplan: Was möchten Sie in den kommenden sieben Jahren erreichen?
3. Jahreszielplan: Was möchten Sie im kommenden Jahr erreichen?
4. Monatszielplan: Was möchten Sie im kommenden Monat erreichen?
5. Wochenzielplan: Was möchten Sie in der kommenden Woche erreichen?
6. Tageszielplan: Was möchten Sie morgen erreichen?

Bevor Sie diese Fragen auf einem separaten Blatt beantworten, legen Sie sich besser ein Tagebuch, Notizheft oder Buch mit leeren Seiten zu und fixieren Sie Ihre Antworten darin (► Kap. 5.2). Dieser Tipp eignet sich bereits jetzt für die Anlage eines Tagebuchs. Sollte Ihnen der Aufwand dafür zu groß sein, so entscheiden Sie sich für ein Wochen- oder Monatsbuch. Menschen, die Ihre Zielsetzungen erfolgreich umgesetzt haben, beschreiben, dass Ihnen Schriftlichkeit sehr dabei geholfen hat, sich über ihre Fernziele klar zu werden. Damit passiert es Ihnen nicht, was Mark Twain beschrieb:

» Nachdem wir das Ziel endgültig aus den Augen verloren hatten, verdoppelten wir unsere Anstrengungen.

Der vorhergehende Teil des Buches beschäftigte sich mit den verschiedenen Aspekten von Wünschen und Visionen, Glaubenssätzen, Timelines, Vorbildern usw. Im Folgenden können Sie nun lernen, wie Sie anderes Denken weiter intensivieren.

Fazit

Verlieren Sie Ihre Lebensziele nicht aus den Augen. Es ist immanent wichtig, für sich selbst Verantwortung zu übernehmen. Nur wenn Sie für sich etwas erreichen wollen, besteht eine realistische Chance, dass Sie es erreichen. Grundvoraussetzung hierfür sind Ziele.

Literatur

https://www.n-tv.de/wissen/Hundertjaehrige-bald-nichts-Besonderes-mehr-article16321386.html. Letzter Zugriff 15.04.2018

http://www.poeteus.de/zitat/Den-Fortschritt-verdanken-die-Menschen-den-Unzufriedenen/432. Letzter Zugriff: 12.02.2018

Peseschkian N (2005) Was haben Sie auf dem Herzen. Trias, Stuttgart

Peseschkian N (2016) Leben in Balance – Impulse aus der positiven Psychotherapie. Momentum Heft 3. Systemische Medizin AG, Bad Kötzting

Tewes R (2015) Führungskompetenz ist lernbar. 3. Aufl. Springer, Heidelberg Berlin

Thimm K (2009) Die Kraft der Widerständigen. http://magazin. spiegel.de/EpubDelivery/spiegel/pdf/64949407. Letzter Zugriff: 12.04.2018

Wöltje H, Knoblauch J (2015): Zeitmanagement. Haufe-Lexware, Freiburg

www.bundespraesident.de. Letzter Zugriff: 12.02.2018

Anders denken

© Springer-Verlag GmbH Deutschland,
ein Teil von Springer Nature 2018
G. Quernheim, *Und jetzt Sie! – Selbst- und Zeitmanagement in Gesundheitsberufen (Top im Gesundheitsjob)*
https://doi.org/10.1007/978-3-662-57465-2_3

Woran liegt es, dass anscheinend einigen Kollegen und Freunden ein erfolgreiches Selbstmanagement gelingt und diese in Freizeit und Beruf weniger Stress erleben? Was machen die anders? Denken sie womöglich anders (▶ Top im Job: Nicht ärgern, ändern)?

Die bekannte Fabel von Adler und Frosch soll uns hier die grundsätzlichen Möglichkeiten bildhaft darstellen. Die Autorin Vera F. Birkenbihl erwähnt diese Fabel in ihren Büchern. Manche Menschen lassen sich in ihren Verhaltensweisen einem dieser beiden unterschiedlichen Tiere zuordnen. Als Adler entscheide ich selbst über mein Leben. Ich gebe anderen nicht die Macht mich zu ärgern oder meine Ziele zu bestimmen. Frösche hingegen quaken: *«Diese Person (Eltern, Partner, Führungskraft etc.) sagt mir, was ich tun soll.»*. Adler dagegen wissen, dass niemand «uns» fremdbestimmen kann, wenn wir es uns nicht fremdbestimmen lassen.

Der Frosch übernimmt für sich und seine Nachkommen keine Verantwortung, sondern *«verzieht sich»* nach dem Laichen seiner Brut und quakt vor sich hin. Der Adler hingegen schützt verantwortungsvoll seinen Nachwuchs, leitet ihn individuell an und zieht damit gewissenhaft die neue Generation auf. Die Adlerperspektive erlaubt eine Sicht von oben auf die Dinge. Das Blickfeld des Froschs fixiert den Boden und lässt lediglich kleine Ausschnitte der Wirklichkeit betrachten.

Frösche sehen nur die Hindernisse im Weg und machen sich dadurch gar nicht aktiv auf die Beine bzw. Schenkel, Adler haben den Überblick und sehen aus der Vogelperspektive die meisten vermeintlichen Probleme. Die Haltung eines Adlers beeinflusst den Willen und führt ihn. Wenn ein Adler aber unter Hühnern aufwächst, hält er sich nach einer gewissen Zeit selbst für ein Huhn. In Folge dessen «*weiß er sicher*», dass er nicht fliegen kann und hebt nicht mehr vom Boden ab. Aber unablässig träumt er weiter vom Aufsteigen.

3.1   Ursache und Wirkung führen zum Erfolg

Erfolg ist das Resultat aller Ausführungen und Faktoren, die ihn verursachen. Einige Erfolgsfaktoren lassen sich beherrschen, andere nicht. Wenn Sie vernunftgemäß und klug die korrekten Einflüsse steuern, wird Erfolg fast schon unausweichlich.

Stellen Sie sich dazu in Anlehnung an ein Beispiel des Buchautors Stefan Frädrich (2009) folgende Situation vor: Sie möchten zum ersten Mal in Ihrem Leben einen Kuchen backen. Sie suchen aus einem Backrezeptbuch oder Online ein einfaches und verständliches Rezept, das Ihnen Appetit macht. Dabei wählen Sie für Ihre Backpremiere einen einfachen Rührteig, der ohne Hefe und sonstige Besonderheiten für Anfänger leicht «*von der Hand geht*». Damit handeln Sie logisch und zielorientiert und vermutlich wird Ihnen das Gebäck gelingen. Vermutlich! Hätten Sie stattdessen in einer Klinikzeitschrift geblättert, um eine Anleitung zum Backen zu finden, wäre der Erfolg des Teigrührens sehr stark vom Zufall und Ihrer Intuition abhängig. Aber trotz richtigem Rezept und allen notwendigen Zutaten ist ein Erfolg nur wahrscheinlich, nicht sicher. Denn der Teig könnte sich durch einen defekten Ofen nicht in einen schmackhaften Kuchen verwandeln.

Soweit einleuchtend und klar. Somit kann es sein, dass Sie zwar alles richtig machen, aber trotzdem irgendetwas nicht gelingen wird.

> **Effizient handeln Sie, wenn Sie etwas richtig machen. Effektiv handeln Sie, wenn Sie das Richtige machen.**

Zur Frage der «Richtigkeit» ein anderes Beispiel:

Textverarbeitung oder Kinästhetik

Sarah, die später Praxisanleiterin werden möchte, will ihre Kompetenz in der Kinästhetik verbessern und mit Bewohnern und ggf. auch Angehörigen effiziente Bewegungsprogramme initiieren. Dafür besucht sie einen Lehrgang zur Textverarbeitung am PC. Sarah kann sich dabei noch so konzentriert beteiligen, die Inhalte gänzlich lernen und trainieren und noch so viel büffeln, es wird ihr überhaupt nichts bringen: Für das, was sie erzielen möchte, ist der Kurs aussichtslos. Würde die Pflegefachfrau dagegen ein Kinästhetikgrundlagenseminar besuchen, könnte sie ruhig ein paar Fehler machen – dennoch würde sie das Richtige tun: Ihre Bewegungskompetenz im Umgang mit Bewohnern würde sich verbessern.

Der Erfolg ist absehbar. Erfolg ist immer auch eine Sache der Zielrichtung. Wie aber macht man etwas richtig? In diesem Zusammenhang eröffnet sich die Frage nach der richtigen Art des Selbstmanagements. Wollen Sie Ihr Zeitmanagement verbessern, müssen Sie zuerst Prioritäten richtig setzen (▶ Kap. 6.5) und mit einer «To-do-Liste» (▶ Kap. 8.2) zielstrebig arbeiten. Wollen Sie an Ihrer «Aufschieberitis» (▶ Kap. 8.6) etwas ändern, müssen Sie sich das Lust-Schmerz-Prinzip (▶ Kap. 8.6) verdeutlichen und andere Zielperspektiven ausloten. Und möchten Sie Ihre Stressoren auf der Arbeit reduzieren (▶ Kap. 6), so müssen Sie mit einer veränderten

Einstellung, Energiehaushaltung und professionellen Distanzierungstechniken an die Sache heran gehen (▸ Top im Job: Nicht ärgern, ändern). Wenn dann Ihr Arbeitgeber nicht in die Insolvenz geht, Ihre Gesundheit mitspielt und Ihr Lebenspartner nicht abspringt, werden diese anvisierten Ziele erfolgreich bewältigt werden können. Dieses ist der Grundsatz von Ursache und Wirkung. Wenn Sie die richtigen Dinge tun, werden sich mutmaßlich die richtigen Auswirkungen entfalten. Was nützen die obigen Zielsetzungen, wenn der Betroffene das Auswählen von Prioritäten, einer positiver Zielperspektive und konkreten Entspannungsübungen unsinnig findet?

> ❯❯ Jeder Mensch macht Fehler – allerdings machen erfolgreiche Menschen denselben Fehler nicht noch einmal!

Manche Autoren vermitteln das Gefühl, dass sich jedes Ziel erreichen lässt. Das ist falsch! Es lassen sich ohne Frage viele Ziele anvisieren und erreichen, aber nicht alle.

Im ▸ Kap. 4 können Sie mit Hilfe des Karriereplaners mehr zu Ihrer «Berufung» erfahren. Eine erfolgreiche Erreichung von Selbstmanagementzielen verläuft prozesshaft. Nach oben geht es immer nur Schritt für Schritt – nur wenn es abwärts geht, können einzelne Stufen übersprungen werden. Ein gemeinsamer Nenner erfolgreicher Menschen ist, dass diese sich auf ihre Stärken konzentrieren und sich bei ihren Schwächen von anderen helfen lassen, die es besser können als sie.

3.2   Leben heißt Veränderung

Viele Mitarbeitende arbeiten schon Jahre oder Jahrzehnte in den Gesundheitsfachberufen. In diesen langen Phasen hat es sich bei einigen etabliert, dass man sich nicht so gerne auf

Neues einstellt. Wir kennen die typischen Aussagen wie: «*Das haben wir doch schon vor 20 Jahren so gemacht.*» oder «*Früher war mehr…*». Dieses Phänomen ist berufsgruppenübergreifend – sogar universell. Der Mensch stellt sich nur ungerne auf Veränderungen ein. Wir sind «Gewohnheitstiere» und versuchen jeden neuen Standard, jedes neue Verfahren möglichst lange vor uns herzuschieben.

Diese Blockadehaltung gegenüber Veränderungen benötigt Kraft. Beständig werden vermeintlich intelligente Argumentationsketten über den Unsinn der Neuerungen mit viel Energie entworfen und stundenlang am Arbeitsplatz und in der Freizeit diskutiert. Die meisten Menschen wehren sich mit erstaunlicher Kraft, passen sich dann am Ende aber doch recht flott an Neues an. Meist bleiben auch die negativ vorhergesagten Katastrophen aus. Damit verschwenden Menschen, die Änderungen abwehren, ihre Kraft. Denn das Leben ändert sich permanent: ob wir es wollen oder nicht. Wenn wir dies beherzigen und bereitwillig versuchen, Änderungen auf eine bequeme und doch sinnvolle Art und Weise umzusetzen, ist viel gewonnen (◘ Abb. 3.1).

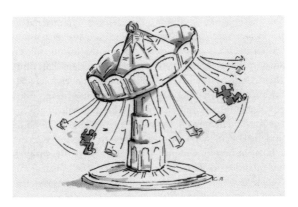

◘ **Abb. 3.1** Lebenskarussell. Auf und Ab des Lebens

3.2.1 Schätzen Sie Ihr Veränderungsrisiko ab

Manche Menschen leiden schon seit Jahren aufgrund unglücklicher Konstellationen, egal ob bei der Arbeit oder im Privatleben. Sie vernachlässigen häufig den Aspekt, dass eine weit größere Gefahr darin besteht, nichts zu tun, als eine Veränderung anzugehen. Betroffene befürchten bei einem Arbeitgeberwechsel vom Regen in die Traufe zu kommen oder bei einer Trennung vom Partner für den Rest ihrer Tage Single bleiben zu müssen. Schätzen Sie das persönliche Risiko ein.

Ist es nicht viel belastender jahre- oder jahrzehntelang unglücklich zu sein, als eine Möglichkeit zur Veränderung anzugehen?

Vielleicht finden die Betroffenen dabei wirklich ihr Glück? Und sollte dieses nicht eintreten, ist es auch nicht dramatisch. Denn unglücklich waren sie ja schon vorher. Durch die neue Sichtweise entgehen Sie den Fallstricken einer kurzzeitigen Risikobetrachtung. Frädrich (2009) erläutert, dass natürlich manche Handlungen zunächst einmal zu Unannehmlichkeiten führen. Wer sich das «*Absolvieren einer Weiterbildung*» als Ziel setzt, wird sich anstrengen und lernen müssen; Aussprachen zur Konfliktlösung führen auch im Beruf manchmal zu Tränen. Aber dauerhaft führt Nichthandeln zu viel dramatischeren Belastungen mit Langzeitfolgen. Notwendige Entscheidungen auszusetzen führt zur Verschlimmerung, dauerhaft falsche Ernährung führt zur Krankheit, Sprachlosigkeit in einem Team zu Mobbing und die Unfähigkeit «Nein-zu-Sagen» zu Burnout (▶ Top im Job: Nicht ärgern, ändern). Die Folgen sind die wirklich bedeutenden Risiken dieser Situationen. Das Ausmaß der Gefahr lässt sich abschätzen, wenn Sie sich fragen: Welchen Preis müsste ich/wir zahlen, wenn die Veränderung schief gehen würde?

3.2.2 Wagen Sie Abenteuer

Wenn Sie sich einmal die Darsteller in allen Abenteuerge-
schichten anschauen, erkennen Sie: Der Held verlässt die
sicheren Verhältnisse, um ein extrem motiviertes Endziel zu
erreichen: die Unabhängigkeit, den heiligen Gral oder die
große Liebe. Etwas, was den Werten und Glaubenssätzen des
Helden entspricht. In der Dramaturgie passiert dann immer
etwas Unvorhergesehenes, doch die Hauptpersonen lassen
sich nicht von ihrem Weg abbringen. Sie wissen, was notwendig ist. Wie wäre es denn, wenn Sie der Held Ihres eigenen Abenteuers werden und Ihr Selbstmanagement aktiv
angehen?

3.3 Nutzen Sie die Macht Ihres Unterbewussten

Psychologen glaubten früher, dass der Mensch seine Welt
möglichst realistisch wahrnehmen solle. Heute besteht die
Auffassung, dass die besonders glücklichen und erfolgreichen Menschen ihre Welt **leicht verzerrt positiv** wahrnehmen. Sie richten ihre Aufmerksamkeit auf das Aufbauende.
Somit leben Optimist und Pessimist beide gleichweit von der
Realität entfernt. Aber der Optimist hat es leichter.

Verlassen Sie Ihre gewohnten und eingefahrenen Einstellungen und hinterfragen Sie diese. Wie kann man das
Ziel anders erreichen?

Dadurch wechseln Sie Ihre Perspektive und entdecken
Alternativen. Wenn Sie die **Realität** so **akzeptiert** haben und
vielleicht auch unbefriedigende Fakten innerlich loslassen,
richten Sie Ihre Auswahl auf **erfreuliche neue Ziele**. Und
bedenken Sie: Alles, was wir erleben, haben andere auch
schon erlebt und wahrscheinlich überlebt.

> ▶ **Je zuversichtlicher Sie sind, desto höher ist die Wahrscheinlichkeit Erfolg zu haben. Menschen, die an sich glauben, haben bessere Chancen als die, die nicht an die eigene Person glauben.**

Damit ist Ihre Wahrnehmung wie ein fruchtbarer Boden. Worauf Sie Ihre Aufmerksamkeit lenken – das wächst. Denken Sie über vieles schlecht und lassen sich von der schlechten Laune von Kollegen, Freunden oder Familienmitgliedern anstecken, dann werden Sie die Welt auch im negativen Licht erleben. Versuchen Sie zuversichtlicher zu werden (▶ Kap. 5.1).

3.3.1 Planen Sie Ihre Ziele und denken Sie erfolgreich

Mit den richtigen Visionen, Werten und Zielen im Kopf steuern Sie auf Ihren Erfolg zu. Sie müssen sich dabei nicht verbiegen, weil Sie Ihre Richtung kennen. Doch bevor wir gleich losstarten, betrachten wir noch den Unterschied zwischen erfolgreichen und nichterfolgreichen Menschen genauer. Der entscheidende Punkt ist das **Handeln**:

- **Erfolgreiche** handeln und verwenden typische Aussagen wie: «*Ich will…*».
- **Erfolglose** sagen: «*Ich muss…*» und unterlassen notwendiges Beginnen. Sie jammern, grübeln und versinken in ihrem Weltschmerz: «*Wie wäre es so schön gewesen, wenn sie damals x und y gemacht hätten.*».
  Sie genießen ihr Unglück und neiden den Aktiven den Erfolg. Sie suchen nach Ausreden und ärgern sich über den Vergleich mit anderen, die es besser haben und denen die Zielerreichung scheinbar nur so in den Schoß fliegt.

Die nachfolgende Auflistung offenbart die grundsätzlichen Denkstrukturen beider Ansätze (► Kap. 3):

- **Erfolglose Selbstmanager leben wie Frösche**: Sie leben ohne Ziele und ohne Plan, halten an falschen Entscheidungen fest, geben anderen die Schuld und sind unfähig Unwichtiges von Wichtigem zu unterscheiden.
- **Erfolgreiche Selbstmanager leben wie Adler**: Sie orientieren sich an Zielen und setzen Pläne um, sind entschlossen Entscheidungsfehler zu korrigieren, übernehmen (auch für Fehler) Verantwortung und setzen Prioritäten.

> **Erfolglose Selbstmanager sehen in jeder Möglichkeit ein Problem, während die erfolgreichen die Möglichkeiten in Problemen erkennen.**

Mit Selbstdisziplin verpassen Sie Ihren Denkstrukturen einen kleinen Richtungswechsel hin zu effizienterem Handeln. Für erfolgreiches Handeln sollten nach Frädrich (2009) drei Voraussetzungen gegeben sein:

1. Sie sollten selbst **handeln wollen.**
   Es reicht also nicht wenn ihr Chef, Ihr Partner oder Ihre beste Freundin mit Ihnen ein neues Ziel anstreben möchten. Sie müssen wollen – sonst hat es keinen Zweck.
2. Sie sollten selbst **handeln können.**
   Ohne das Know-how und das Wissen um die neuen Möglichkeiten bleibt ebenso ein Erfolg aus
3. Sie sollten **handeln dürfen.**
   Ohne das Einverständnis von Chef und Kollegen sind neue teambezogene Zielsetzungen bei der Arbeit so gut wie aussichtslos. Ebenso führt die fehlende Unterstützung Ihres familiären Umfeldes bei der Umsetzung von großen Zielen (Gewichtsreduktion, Anstreben von beruflichen Qualifikationen durch Abendschule usw.) nur äußerst eingeschränkt zum Ziel.

> Wenn Sie selbst wirklich wollen und wissen, wie Sie
> die Veränderung gestalten und von Ihrer Umgebung
> dabei unterstützt werden, dann ergänzen sich alle
> Faktoren und Ihr Erfolg ist so gut wie vorbestimmt.

3.3.2   Pessimisten und Optimisten

Es ist allgemein bekannt, dass eine optimistische Zielausrichtung erfolgversprechender ist. Die plumpe Vorgabe: «*Denke
immer positiv!*» birgt zuweilen das Risiko, die möglichen Ge-
fahren des Projekts zu unterschätzen und stattdessen viel mehr
darauf zu bauen, dass Ihnen schon nichts passieren wird. Pessimisten handeln in dieser Hinsicht etwas überlegter, wenn sie
sich im Vorfeld schon Gegenstrategien überlegen, um den
Schwierigkeiten konkret zu begegnen. Der berühmte Satz:
«Mein Glas ist halb leer» kann also unterschiedlich klingen:

- Der Optimist sagt: «*Mein Glas ist halb voll und es gibt
  keinen Grund, darüber ins Grübeln zu kommen, was ich
  mache, wenn ich weiterhin Durst habe.*».
- Der Pessimist sagt: «*Mein Glas ist halb leer und ich
  sollte dringend überlegen, wie ich meinen Durst stille,
  wenn es vollständig geleert ist.*»

Sie sehen, auch pessimistische Einstellungen können für
eine erfolgreiche Zielsetzung teilweise verwendet werden.
Für die Betroffenen entstehen dabei manchmal regelrecht
Glück und Freude: Denn manche Optimisten können sich
gar nicht vorstellen, welche Freuden Pessimisten erleben,
wenn das zuvor negativ zu werden geglaubte Ereignis doch
positiv ausgeht.

Doch leider überwiegt bei den Meisten ein destruktives
Denken. Zweifeln Sie solch ein verneinendes Denken an:
«*Stimmt das wirklich oder könnte ich auch anders darüber
denken?*».

3.4 Auswirkungen beruflicher Arbeit

Eine befriedigende Berufstätigkeit gilt als wesentlicher Bestandteil für die Entwicklung der menschlichen Persönlichkeit. Erwerbsarbeit hat verschieden positive Auswirkungen: Sie dient der Befriedigung individueller und sozialer Bedürfnisse und wird vom Arbeitgeber mit einem Gehalt als Gegenleistung honoriert. Ist das erlebte Anforderungsniveau zu niedrig, wird man am Ende teilnahmslos. Entspricht eine schwierige Herausforderung einem großen Können, so kann dieses im besten Fall zu einem völligen Aufgehen in der Aktivität führen. Wissenschaftlich konnte nachgewiesen werden, dass Erwachsene häufiger bei der Arbeit als in der Freizeit «Flow» erleben (Csikszentmihalyi 2017).

> **Flow**
>
> Flow bezeichnet einen besonders dynamischen Zustand und ein ganzheitliches Gefühl bei völligem Aufgehen in einer Tätigkeit.

Zufriedene Berufstätige befassen sich manchmal so intensiv mit einer Aufgabe, dass sie dabei die Zeit vergessen. Flow entsteht, sobald wir unsere Fähigkeiten voll einsetzen, um eine Herausforderung zu bestehen, die wir gerade noch bewältigen können. Echte Zufriedenheit erleben Menschen durch persönliche Bewährung, indem ein von ihnen anvisiertes Ziel erfolgreich realisiert wurde. Solche Erlebnisse sind von vielen Faktoren abhängig und subjektiv. Aber bedenken Sie bitte: Es gibt kaum den Arbeitsplatz, wo alles perfekt und stimmig ist und Sie vom Chef im Stundenrhythmus gelobt werden.

Es gibt aber auch Kollegen, die wollen nicht (mehr) arbeiten. Wenn es soweit gekommen ist, lassen sich eine fundamentale Abscheu und ein Widerwillen gegen berufliche

Tätigkeit auch nicht durch den idealsten Job abstellen. Besser wäre es sowohl für den Betreffenden – wie auch für sein Team und die Vorgesetzten – Konsequenzen zu ziehen. Vielleicht gelingt durch den Wechsel in ein anderes Tätigkeitsfeld das Andocken an die alte Motivation. Das Wissen, dass viele Mitbürger glücklich wären, wenn Sie einen Job mit Festanstellung hätten, kann dann allenfalls ein schwacher Trost sein.

3.4.1 Keine Arbeit ist ideal

Aber machen wir uns nichts vor: Es gibt selten ideale (Arbeits)verhältnisse. Die Autoren Kitz u. Tusch (2009) fassen die universellen Probleme zusammen, die bei fast jedem Arbeitgeber auftreten:

- Vielen Vorgesetzen unterlaufen Motivations- und Führungsfehler.
- Es wird deutlich zu wenig gelobt, wertgeschätzt und Mitarbeitende sinnvoll geführt.
- Klagen über ausufernde Dokumentation, über Bürokratismus und Formalien ist in anderen Berufsfeldern nicht weniger ausgeprägt als im Gesundheitswesen.
- In jedem Job werden ständige Arbeitsunterbrechungen (► Kap. 6.2) als Hauptbelastung empfunden.
- Immer wenn Sie mit anderen Menschen arbeiten, lassen sich Enttäuschungen und Reibungen nie ganz vermeiden.
- Auch jeder noch so spannende Beruf wird irgendwann zur Routine. Somit ist es dann ähnlich «langweilig», einen Airbus zu steuern wie eine Infusion anzuhängen.
- Immer mehr Patienten erwarten Perfektion, sind aber zugleich ungeduldig und unzufrieden. Dieses Phänomen tritt natürlich genauso beim Alternativarbeitgeber auf.

- Repräsentative Umfragen zum Gehaltsanspruch ergeben für **alle** Berufsgruppen, dass sich die meisten Arbeitnehmer als unterbezahlt einstufen. Genug Verdienst gibt es nirgendwo; nicht beim Chefarzt, Pflegedienstleiter oder beim Bankmanager. Fragen Sie nach, wenn Sie es nicht glauben.
- Selbstständige, die hoffen, diesem Teufelskreis zu entfliehen, erleben dieselben Phänomene mit ihren Kunden.

Wenn Sie sich also die obigen Punkte auf der Zunge zergehen lassen, sollten Sie ernsthaft überlegen, ob ein Stellenwechsel die beste aller Lösungen wäre? Bei einem zufriedenstellenden Arbeitsplatz handelt es sich um die Summe von verschiedenen als angenehm empfundenen Faktoren. Wenn Ihre Bilanz trotz mancher Einschränkung unter dem Strich positiv ausfällt, dann sind Sie bereits beim richtigen Arbeitgeber.

3.4.2 Positive Auswirkungen beruflicher Arbeit

Menschen sind von Natur aus nicht auf Passivität, sondern auf Tun und Aktivität ausgerichtet (Kernen 2005). Ziele müssen herausfordernd sein und Ihre Fähigkeiten fordern, damit Sie positive Gefühle und Flow erleben können. Dieses führt zu persönlicher Befriedigung und baut Ihr Selbstwertgefühl auf. Regelmäßige Arbeit strukturiert nicht nur unseren Tagesalltag, sondern auch den Wochen- und Jahresverlauf und (fast) die gesamte Lebensplanung. Begriffe wie Freizeit, Urlaub, Rentenalter können nur in Beziehung zur Arbeitszeit dargelegt werden. Eine solche Struktur fehlt Arbeitslosen, ihnen zerrinnt häufig die Zeit zwischen den Fingern. Arbeit zwingt uns auch, uns mit unseren Kollegen als nicht selbst gewählten Kommunikationspartnern über längere Zeit hinweg auseinander zu setzen. Durch Ihr Eingebundensein in Ihrem Team können Sie sich aus Konflikten nicht «heraus schleichen», sondern Sie müssen sich dem Tagesgeschäft stellen. Somit hat Ihre Arbeit einen hohen psychischen und sozialen Nutzen. Die Berufstätigkeit gilt als eine der wichtigsten externen positiven Einflussfaktoren für den Menschen (a.a.O.) und hat damit sogar eine gesundheitsstabilisierende Funktion.

Fazit

Zum erfolgreichen Selbstmanagement gehören Ziele, der Glaube an den persönlichen Erfolg und eine «gesunde» Einstellung zur beruflichen Arbeit.

Der Erfolg resultiert aus dem Zusammenspiel vieler Faktoren, beeinflussbaren aber auch nicht beeinflussbaren, und wird maßgeblich von Ihrer Art des Denkens beeinflusst.

Versuchen Sie anders zu denken! Seien Sie sich der Notwendigkeit beruflicher Tätigkeit bewusst, aber vergegenwärtigen Sie sich auch die positiven Auswirkungen der Arbeit.

Literatur

Csikszentmihalyi M (2017) Flow. Das Geheimnis des Glücks. Klett-Cotta, Stuttgart

Frädrich S (2009) Günter, der innere Schweinehund hat Erfolg. 3. Aufl. Gabal, Offenbach

Kernen H (2005) Arbeit als Ressource. Haupt, Bern

Kitz V, Tusch M (2009) Ohne Chef ist auch keine Lösung. Campus, Alexfurt

Karriereplaner für das Gesundheitswesen

© Springer-Verlag GmbH Deutschland,
ein Teil von Springer Nature 2018
G. Quernheim, *Und jetzt Sie! – Selbst- und Zeitmanagement in Gesundheitsberufen (Top im Gesundheitsjob)*
https://doi.org/10.1007/978-3-662-57465-2_4

Ein Teil meiner Coachingklienten und Seminarteilnehmer hat eine ähnliche Ausgangssituation wie unsere «Beispiel-Julia». Diese Beschäftigten haben eine gesicherte Festanstellung im Sektor des Gesundheitswesens, erleben die permanenten Änderungen der Gesundheitspolitik eher belastend und leiden unter der Verdichtung der Arbeitsprozesse.

4.1 Unzufriedenheit im Beruf

Konkrete Zukunftsperspektiven haben die meisten maulenden Kollegen bis auf eine Ausnahme nicht. Sie versichern: *«Ich weiß zwar nicht, was ich konkret tun soll, aber ich werde diesen Job nicht bis zur Rente ausüben!»*. In diesem Zusammenhang erinnere ich mich an eine Krankenschwester, die mir diese Worte bereits Ende der 1980er Jahren sagte – damals sprach man noch von Krankenschwestern – und erst kürzlich in die Rente ging – als Pflegefachfrau! Hatte sie am Ende die Bedingungen doch nicht so unerträglich gefunden, wie sie es anderen gegenüber sagte, hatte vielleicht das «Jammern und Mit-Kündigung-drohen» einfach eine entlastende Funktion oder hatte sie Angst bzw. war zu bequem für einen

Neuanfang? Ohne Frage benötigt ein Kurswechsel eine fundierte Vorbereitung.

Die NEXT-Studie befragte 39.000 Pflegende in 10 europäischen Ländern nach einem evtl. überlegten Berufsausstieg (Bogai 2017). Demnach planten 2002/2003 18% der befragten deutschen Pflegenden den Ausstieg aus dem Beruf. Erst danach wurden die DRG's eingeführt und der Stellenabbau in der Pflege setzt sich weiter fort. Es könnte also sein, das die Werte sich heute deutlich verändert haben und sich die Unzufriedenheit weiter vergrößert. Dabei werden zwei Gruppen von Aussteigern unterschieden:

- **Die motivierten Berufsaussteiger**
  sind zumeist jung, haben ausgeprägte Berufskompetenzen und streben nach beruflicher und auch persönlicher Weiterentwicklung.
- **Die resignierten Berufsaussteiger**
  klagen über eingeschränkte Gesundheit und zeigen eine geringe Arbeitsfähigkeit. Einige erkranken an Burnout oder sie haben innerlich bereits gekündigt. Viele streben eine vorzeitige Berentung an.

Neben diesen Kollegen, die durch Unzufriedenheit eine berufliche Veränderung bewusst eingehen möchten, gibt es aber auch die Wiedereinsteiger. Einige stehen vor der Frage, ob ein Wiedereinstieg nach der Familienpause in den alten Beruf sinnvoll ist? Lohnt sich ein Neustart in einem Gesundheitsberuf, dessen Ausbildung schon Jahre zurückliegt und dessen Inhalte sich von Quartal zu Quartal verändern? Manchmal muss auch das «Manko», zu wenig Berufserfahrung aufgrund familienbedingter Auszeiten zu haben, berücksichtigt werden.

Die Stiftung Warentest untersuchte diesbezüglich einige Fachbücher zur Karriereplanung. Der nahezu einzige «Testsieger mit hoher inhaltlicher Qualität und Verständlichkeit» ist ein hilfreiches und empfehlenswertes Buch von Angelika Gulder (2013). Die TEST-Redaktion lobte insbesondere den verwendeten Karrierenavigator. Dieser wurde von mir für die Zielgruppe im Gesundheitswesen überarbeitet und angepasst. In mehreren Schritten begleitet Sie dieser Karriereplaner auf Wunsch zu einer erfolgreichen beruflichen Zielsetzung Ihrer Zukunft.

- Aber in welcher Richtung liegt Ihr Weg?
- Was können Sie besonders gut?
- Was machen bzw. was machten Sie besonders gerne?
- Wo liegt Ihre Bestimmung und Mission?

> **«Wähle einen Beruf, den Du liebst, und Du brauchst keinen Tag in Deinem Leben mehr zu arbeiten." (Konfuzius)**

Um seelisch und körperlich gesund zu bleiben, sollten wir unsere Anlagen als unser Schicksal respektieren. Oft aber vernachlässigen wir unsere charakteristischen Begabungen und opfern unsere Träume faulen Kompromissen. In diesen Lebenssituationen schöpfen wir unsere Potenziale nicht aus und gehen meist den bequemeren Weg. Durch ein solches Vorgehen verlieren wir unsere Berufung ganz aus den Augen, mit der Folge, dass wir nicht (mehr) der sind, der wir «eigentlich» sein wollten.

Sicherlich sind wir nicht zum Geldverdienen auf der Erde. Eher sind wir Teile eines großen Ganzen und haben unsere Aufgabe, unseren eigenen ganz bestimmten Platz in diesem Universum einzunehmen, um unsere und damit die gesamte Entwicklung weiter voranzubringen.

Typische Symptome von Mitarbeitenden, die Ihre Berufung gefunden haben sind:

- Sie sind erfüllt von allem, was Sie tun. Sie leitet die Devise: Tue das, was Du tust, richtig – oder lasse es.
- Dabei wirken sie meist locker und ruhig, weil sie nirgendwo mehr hinmüssen und dort, wo sie sind, bereits zu Hause sind.
- Ihr Enthusiasmus schützt sie vor widrigen Alltagsumständen und ihr inneres Strahlen ist bei ihrem Wirken auch für die Außenwelt spürbar.

━ Sie erfahren eine ausgeprägte Lebensqualität, weil sie
   bei einer Vollzeitstelle mindestens 40 Stunden in der
   Woche das tun, was sie glücklich macht.

Eine positive Auswirkung von gefundener Berufung ist die
Zukunftssicherheit. Stellen Sie sich zwei Mitarbeitende eines
Altenheimes in ähnlicher Position vor:

━ Kollegin A jammert permanent unter der Berufs-
   belastung und fühlt sich in ihrer Position nicht wohl.
   Sie macht auch keinen Hehl daraus, dass sie mit dieser
   Stelle nicht ihre Berufung gefunden hat.
━ Kollegin B zeigt charakteristische Kennzeichen vorhan-
   dener Berufung.

Wie werden wohl die Vorgesetzen bei einer anstehenden Ra-
tionalisierungsmaßnahme entscheiden, welche Mitarbeiterin bleibt und welche muss gehen?

Interessanterweise machen sich junge Menschen weniger Gedanken um ihre Berufung. Oft werden Empfehlungen
aus dem Familien- und Freundeskreis zur Berufswahl eher
umgesetzt, als die eigene Intention des Jugendlichen. Später
dann aber, wenn alle anderen Bedürfnisse durch ein geregel-
tes Einkommen, Anerkennung im vorhandenen sozialen
Umfeld erreicht sind, meldet sich die alte Frage nach der
«wahren Berufung» wieder. Erst nachdem in der ersten
Hälfte der Timeline die Energie bei vielen nach außen ge-
richtet wurde, beginnt in der zweiten Hälfte die Ausrichtung
nach innen. So geschieht es auch bei vielen Kollegen in der
berühmten Lebensmitte, wenn erst rückblickend und danach nach vorne blickend eine sinnvolle Aufgabe für die
verbleibenden 20 Berufsjahre gesucht wird. Hören Sie auf
Ihre innere Stimme und achten Sie auf Ihr Bauchgefühl. Ihr
Leben ist zu wertvoll, um es mit Personen und einer Berufstätigkeit zu verbringen, die Sie langfristig unglücklich machen. Packen Sie es an.

Für diese Bearbeitung zur Steuerung Ihrer Karriere sollten Sie mindestens zwei Stunden freie Zeit einplanen. Idealerweise auf mehrere Tage verteilt, damit Sie «darüber schlafen können». Ziehen Sie sich an einen Ort zurück, an dem Sie nicht gestört werden. Geeignet ist ein Zimmer in Ihrer Wohnung, wo Sie Zugang zu Medien und Erinnerungsstücken haben. Sie benötigen Papier, vielleicht sogar das schon erwähnte leere Heft oder Tagebuch, in dem Sie zukünftig Ihre weiteren Ziele zum Selbstmanagement eintragen können. Legen Sie sich einen Lieblingsstift sowie einen Textmarker bzw. Farbstift zur Hand.

4.1.1 Ihre Anlagen und Erfahrungen

Nehmen Sie ein leeres Blatt Papier und notieren Ihre Timeline. Bei langer Berufstätigkeit ist es durchaus sinnvoll, mehrere DIN-A4-Blätter mit Klebeband zu verbinden. Nach Angabe von Schulabschluss und Ausbildung notieren Sie auf der Timeline nun chronologisch alle weiteren Qualifikationsmaßnahmen:

- Tagesfortbildungen, die Sie besonders beeindruckt haben,
- Weiterbildungen (z. B. Stationsleitungskurs),
- Studienabschlüsse,
- Qualifikationen, die keinen direkten Berufsbezug haben, wie z. B. den Spanischkurs der VHS, Theater- oder Gesangserfahrung, besondere Nebentätigkeiten, PC-Kenntnisse usw.

Fragen Sie sich:
- Was halten Ihre Kollegen, Freunde und Familienangehörigen für Ihre größten Stärken?
- Unter welchen Arbeitsbedingungen kommen Sie gerne zum Arbeitsplatz?
- Wie sieht Ihr Wunscharbeitsplatz aus?

Idealerweise könnten Sie für den nächsten Schritt ein erinnerungsreiches Umfeld schaffen. Vielleicht legen Sie sich dazu Musik oder für einen kurzen «Introimpuls» die Märchenschallplatten oder -kassetten aus der Zeit Ihrer Kindheit auf und betrachten Fotoalben oder Filmaufzeichnungen aus Ihren «Anfangsjahren».

- Was wollten Sie damals als Kind werden?
- Wovon träumten Sie?
- Welche Eignungen und Fähigkeiten stecken in diesen Erinnerungen?
- Gab es möglicherweise Personen, die etwas ganz anderes mit Ihnen vor hatten?

So berichten viele Angehörige der Pflegeberufe, dass sie aus «Pflegefamilien» stammen, wo schon Mutter und/oder Vater in diesem Sektor arbeiteten. Oft wird dann von den Betroffenen angeführt, dass sie damals keine Wahl hatten.

- Was waren einst Ihre Hobbys?
- Womit haben Sie gerne gespielt?
- Welche Fernsehsendungen und Kinofilme gehörten zu Ihren Spitzenreitern?
- Welche Bücher faszinierten Sie?
- Welche Träume hatten Sie als Kind?
- Wie sind Sie mit anderen Kindern und Jugendlichen und wie sind diese mit Ihnen umgegangen?
- Welche Rollen füllten Sie in Kindergarten, Schulzeit und Jugendclique aus?
- Wofür haben Sie sich damals engagiert?
- Worauf richteten Sie Ihre Motivation?

Meist entsteht Motivation durch einen wichtigen und zugleich attraktiven Wunsch, den Sie sich lebendig und klar vorstellen. Dieses Verlangen ist Ihnen wichtig, da möchten Sie hin. Durch die Zielvorstellung tritt ein selektiver Wahrnehmungsprozess ein, der Sie erkennen lässt, was Sie noch benötigen, um Ihrem Ziel näherzukommen. Typische Erlebnisse geschehen nicht zufällig, sondern weil Ihr «mentaler Autopilot», d. h. Ihr Unterbewusstsein danach sucht:

- Plötzlich entdecken Sie ein Buch, das noch zum Thema passt.
- Sie sehen «schicksalhaft» einen anregenden Beitrag im Fernsehen.
- Hören etwas im Radio.
- Stoßen auf wichtige Details im Internet.
- Sie verspüren intuitiv, mit welcher Person Sie Ihre Fragen und Gedanken am besten noch einmal austauschen können.

Dieses alles geschieht nicht zufällig, sondern ist das Ergebnis einer fokussierten und möglicherweise noch unbewussten Wahrnehmung.

Nachdem Sie sich Notizen gemacht haben, betrachten Sie bitte noch einmal alles und markieren mit einem Textmarker die Passagen, die Sie am meisten ansprechen. Orientieren Sie sich dabei an Ihrem «Bauchgefühl», Ihrer Intuition.

4.1.2 Ihr aktueller Ist-Zustand

Jetzt kommen wir zu Ihren derzeitigen Lieblingsinteressen. Was lesen (gedruckt oder online) und worin blättern Sie gerne? Schauen Sie in Ihrer Wohnung bzw. am Arbeitsplatz in Ihr Bücherregal, den Zeitschriftenstapel oder in den Browserverlauf? Finden Sie den gemeinsamen Nenner in den Antworten? Bitten Sie eine Person Ihres Vertrauens um Beratung und Unterstützung und machen Sie sich anschließend Notizen.

Was fällt Ihnen einige Tage später noch alles zu Ihren markierten *Favoriten* ein? Lassen Sie Ihre Gedanken nur so strömen. Fantasieren Sie (Stichwort: Brainstorming)! Kritisieren Sie keinesfalls, sondern notieren Sie jede noch so ausgefallene Idee. Meist werden in diesem Schritt die Dinge, die Sie wirklich interessieren, für die Sie schwärmen, für die Sie sich leidenschaftlich erwärmen können, freigelegt. Diese Dinge können Ausdruck Ihrer Seele sein und geben unter Umständen nützliche Anhaltspunkte hinsichtlich Ihrer Neigungen und Motive.

Überlegen Sie bitte die nachfolgende Frage: Wenn Sie drei verschiedene berufliche Tätigkeiten im Gesundheitswesen hätten und leben könnten, welche wären das?

Ihrer Kreativität sind hier keine Grenzen gesetzt.

Julia's Brainstorming

Julia's Gedanken strömen und sie kommt auf noch viel mehr verschiedene Berufstätigkeiten und notiert sich:

- Wenn ich als Pflegefachfrau im OP arbeiten würde, hätte ich kaum noch direkte Kommunikation mit Patienten und deutlich weniger Wochenenddienste.
- Würde ich eine Masterqualifaktion (ANP) im Bereich Wundmanagement (▶ Kap. 12.2) machen,
  - wäre ich als Expertin auf unserer Station für die professionelle Wundbehandlung zuständig und würde direkt mit unseren Chirurgen zusammenarbeiten, oder aber
  - ich steige mit der obigen Qualifikation in eine Tandempraxis ein und arbeite gemeinsam mit einem Arzt speziell als Pflegefachfrau für Wundmanagement
  - oder ich wechsele in ein größeres Seniorenheim, weil ich dort einen intensiveren Bezug zum Menschen vorfinde und mit meinen ANP-Kompetenzen die Expertin für medizinische Probleme der Bewohner bin.
- Wie wäre es, wenn ich eine Weiterbildung zur Praxisanleiterin absolvieren würde und im Sektor der Schule/Hochschule freigestellt in den Versorgungssettings arbeite?

Keine Sorge, je ausgefallener Ihre Einfälle sind, umso intensiver ist der Einfluss auf Ihr Unterbewusstsein. Um Ihnen eine Hilfestellung für diese Übung zu geben, stelle ich eine erfolgreiche Trainingseinheit aus meinen Seminaren vor, die Sie auch alleine zu Hause umsetzen können.

Walt-Disney-Technik

Ähnlich, wie das eben beschriebene Brainstorming funktioniert die **Walt-Disney-Technik** zur Nutzung Ihrer Kreativität. Dabei geht es darum, möglichst viele Ideen zu sammeln und diese erst später einem Realitätscheck zu unterziehen. Der amerikanische Filmproduzent Walt Disney soll diese Methode als einer der ersten entwickelt haben. Dadurch gelang es ihm, viele fantasievolle Filmprojekte umzusetzen. Er nutzte dazu drei separate Räume, die mit unterschiedlichen Accessoires versehen waren.

- **Raum der Fantasie**

Ausgestattet mit Tüchern, Düften, Trancemusik, bequemen Liegen, inspirierendem Licht. Dort träumten Disneys Teammitglieder alle möglichen Ideen und Visionen. Dabei stachelten sich die Beteiligten gegenseitig an, um sich mit neuen Einfällen zu übertrumpfen.

An dieser Stelle Ihrer Karriereplanung stellen Sie sich bitte vor, was passieren würde, wenn Sie langfristig all das erreichen, was Sie sich erträumen. Alles würde Ihnen gelingen. Sie hätten all die Fähigkeiten, die Sie sich wünschen. Genießen Sie das Ergebnis und schwelgen Sie in diesen Träumen. Jegliche Form von Kritik oder Realitätsprüfung bleibt hier außen vor.

> **Praxistipp**
>
> Setzen Sie einen Schwerpunkt und fantasieren Sie
> einen angenehmen Tag in Ihrer Zukunft. Wie und wo
> stehen Sie morgens auf? Fantasieren Sie, wie Sie sich
> auf den Tag vorbereiten, zur Arbeitsstelle gehen oder
> fahren. Malen Sie sich in Gedanken aus, welche Berufs-
> tätigkeit Sie konkret ausführen, die Sie erfüllt. Mit wel-
> chen Patienten oder Kunden arbeiten Sie? Wer sind Ihre
> Kollegen? Lassen Sie Ihre Gedanken fließen und träu-
> men Sie.

- **Raum des Realismus**

Im nächsten Arbeitszimmer hingen bereits all die wichtigen
Listen und Aufstellungen, die ein Unternehmen der Film-
branche damals benötigte. Ausgestattet mit den gängigen
Büromöbeln plante Disney hier anhand der genauen Übersichten die Anzahl der zur Verfügung stehenden Mitarbeitenden, seinen Kontostand und die Möglichkeit von weiteren finanziellen und personellen Ressourcen. Damit wollte
Disney und sein Team das Ziel des neuen Filmprojekts erreichen. In diesem Schritt wird das Denkbare besprochen und
durchgeplant.

Auch Sie schauen sich hier nun möglichst pragmatisch
die Summe Ihrer Stärken und Schwächen an und halten
Rückblick, was Sie selbst in der Vergangenheit schon erfolgreich umgesetzt haben.

- **Raum der Kritik**

Der letzte, karg ausgestattete Raum wurde als Kritikerraum
genutzt. Auch hier hingen Bilanzen und Listen an den Wän-
den. Dieses Mal aber von den gescheiterten Projekten und
Zielsetzungen, die Walt Disney mit seinem Team nicht erreichte. Er ermunterte seine Leute an dieser Stelle, alle die

bisher erarbeiteten Ergebnisse aus den beiden Räumen akribisch und positiv konstruktiv zu prüfen. Welche Einwände gibt es – was muss noch bedacht werden?

Sie selbst könnten hier selbstkritisch an vergangene Projekte denken, die Ihnen damals im ersten Versuch nicht gelungen sind. Gibt es Parallelen dazu? Unterschätzten Sie z. B. den Aufwand, der bei manchen Zielsetzungen notwendig ist? Wägen Sie dabei die Vor- und Nachteile ab. Was fehlt vielleicht noch oder was ist überflüssig?

Fantasieübung Ausgestattet mit dem Handwerkszeug dieser Kreativitätstechnik steigen Sie in die «Fantasieübung zu den drei verschiedenen Berufstätigkeiten» ein (mod. nach Gulder 2013). Zuerst fantasieren Sie nach Lust und Laune. Welches dieser «drei Leben» würden Sie am liebsten leben? Welches wäre das Tollkühnste, was Ihnen am meisten Begeisterung bringt? Stellen Sie eine Rangfolge aller drei auf.

Es geht keinesfalls darum, dass Sie jetzt Ihre vertraute Berufstätigkeit komplett aufgeben sollen, sondern darum, es mit Neuem zu vervollkommnen. Der Leser, der gerne Maßnahmen verordnen würde, sucht eine Studienmöglichkeit, um die notwendige Fachkompetenz zu erlangen. Die Physiotherapeutin, die gerne einen anderen Draht zu ihren Patienten haben möchte, wechselt von der Praxis mit ambulanten Patienten in den stationären Heimsektor und arbeitet mit Langzeitbewohnern. Schauen Sie in dieser Übung hinter die Kulissen. Nehmen Sie das Ergebnis als Sinnbild für das, was Ihnen vielleicht fehlt. Psychologen meinen, dass die entstehenden Symbole eigentlich der Kern sind, also das, was Ihre Seele zum Ausdruck bringt. Diese Anlagen könnten derzeit noch zu wenig von Ihnen gelebt werden.

Reflektieren Sie die Walt-Disney-Technik

Nutzen Sie wieder ein Blatt Papier und notieren Sie sich Ihre Eindrücke. Lassen Sie Platz zwischen den verschiedenen

Aspekten, damit Sie später neu auftauchende Details nachträglich ergänzen können.

Welche Bestandteile Ihres idealen Tages bestehen bereits in Ihrem jetzigen Leben? Versuchen Sie für die bereits erreichten angenehmen Details, die schon heute bestehen und Ihnen gefallen, eine gewisse Art von Dankbarkeit zu entwickeln (a.a.O.). Denn selbstverständlich ist das nicht. Wir vergessen viel zu schnell, dass wir für viele Menschen «im Paradies» wohnen. Im Gegensatz zu schlechter gestellten Menschen verfügen wir über Bildung und Berufsausbildung, haben vielleicht eine feste Anstellung, leben in sicheren politischen Verhältnissen, bekommen sauberes Trinkwasser aus der Leitung und plagen uns eher mit den Problemen von Übergewicht als von Unter- oder Mangelernährung. Das ist nicht selbstverständlich und eine gute Portion Dankbarkeit ist dafür angemessen.

Was dagegen war in Ihrer Fantasie vom Tag der Zukunft, das bislang noch fehlt und das Ihnen aber so bedeutend erscheint, dass Sie es gerne hätten? Notieren Sie es und markieren Sie abschließend wieder farbig die drei wichtigsten Bestandteile Ihres idealen Tages.

4.1.3   Was machen Sie gerne?

Reflektieren Sie die letzten Jahre und erforschen Sie in diesem Schritt mindestens fünf Dinge, die Sie wirklich glücklich machen. Wie gelang es Ihnen in der Vergangenheit, sich selbst eine Freude zu machen?

Das mache ich gerne!
5 kostenpflichtige Dinge, die ich gerne mache:
Shoppen gehen, ein Kinobesuch oder elegant essen gehen, oder ein Erlebnistag im Freizeitpark …
5 kostenneutrale Dinge, die ich gerne mache:

Mit Freunden zusammen kochen, die Gestaltung meines Gartens,
Wandern gehen, sich zurück ziehen und in ein Buch vertiefen,
Gespräche mit alten Freunden führen …

Im Verlauf des Lebens ändern sich recht schnell solche Vor-
lieben. Also prüfen Sie genau, ob diese Begeisterung, die
Ihnen damals gut gefallen hat, auch heute noch geeignet ist,
Sie in einen Glückszustand zu versetzen. Probieren Sie es
aus! Abschließend wählen Sie von diesen die drei intensivs-
ten Möglichkeiten aus und markieren diese farblich.

4.1.4 Fünf Lieblingstätigkeiten im Beruf

Streichen Sie in der ▶ Selbstcheckbox (▶ Kap. 4.1) die Aktivitäten grün an, die Sie gerne freiwillig tun. Denken Sie dabei
ruhig auch an die Tätigkeiten, die mit Ihrem jetzigen Beruf
nichts zu tun haben. Wählen Sie die Anzahl von Tätigkeiten
aus, die Sie möchten; wichtig ist dabei nur, dass Sie diese
wirklich von Herzen gerne tun. Sollten Aktivitäten aus
Ihrem Spezialbereich fehlen, so ergänzen Sie diese bitte.

Tätigkeiten, die mich erfüllen
Die Fachkraft für Intensivpflege könnte ergänzen: *Absaugen,*
Kommunikation mit beatmeten Patienten, vestibuläre Stimula-
tion, Injektionen usw.

Von den ausgewählten Begriffen markieren Sie bitte alle mit
Textmarker, die Sie jetzt schon besonders gut beherrschen.
Es geht nicht um Perfektion und Sie befinden sich jetzt eher
in Walt-Disneys-Raum des Realisten als in dem des Kriti-
kers. Zu guter Letzt schreiben Sie nun alle farbig markierten
Begriffe separat auf, damit Sie diese in einem Blickfeld haben. Im Ergebnis wird es sich dabei um Ihre größten Stärken
handeln. Einige meiner Seminarteilnehmer sind an dieser

Stelle des Seminars überrascht, weil sie die priorisierten Notizen selten als erstes als ihre Stärken erkannt oder bezeichnet hätten. Sehr viele dieser Stärken können in Oberbegriffen zusammmen gefasst werden:

Selbstcheck: Meine beruflichen Lieblingstätigkeiten im Gesundheitswesen

- Anleiten
- Aufbauen
- Begründen
- Behandeln
- Beraten
- Beurteilen
- Bewirten
- Distanzieren
- Dokumentieren
- Durchsichten und Berichtigen
- Einfühlen
- Einkaufen
- Entwickeln
- Erzeugen
- Forschen
- Helfen
- Hygiene
- Installieren
- Intuitiv sein
- Klären
- Kontrollieren
- Lehren
- Leiten
- Managen
- Mobilisieren
- Motivieren
- Organisieren
- Pflegen
- Planen

- Präsentieren
- Programmieren
- Reparieren
- Repräsentieren
- Sammeln
- schöpferisch sein
- Schreiben
- Service anbieten
- Spielen
- Sprechen
- Trösten
- Umgang mit Technik
- Untersuchen
- Verbinden
- Verhandeln
- Verkaufen
- Vermitteln
- Wirtschaften
- Zuhören

Hinter den zum Teil einfach klingenden «Stärken» stehen oft ganze Projekte, also wer «Verbinden» gewählt hat, addiert in seiner Vorstellung sicherlich auch dazu: Wundassessment, Wundmanagement und Wunddokumentation.

Julia's Stärken

Julia hat die nachfolgenden Stärken herausgeschrieben:

- Managen,
- Trösten,
- Zuhören,
- Beraten,
- Sprechen,
- Vermitteln.

Dazu findet sie den Oberbegriff «**Case-Management**». Dieses in Deutsch bezeichnete «Fallmanagement» hat zum Ziel, im individuellen Patientenfall prozesshaft die zeitlichen und räumlichen Dimensionen des Versorgungsgeschehens zu erfassen. Dabei koordiniert eine Pflegefachfrau mit den unterschiedlichen Berufsgruppen die gemeinsame Zielausrichtung für den Pflegeempfänger.

Ein Vorteil der Ressourcenfindung liegt darin, dass der Anwender ein Sammelsurium an Stärken zusammenstellt und bei Bewerbungsgesprächen die Frage nach den Fähigkeiten eindrücklich erläutern kann. Die Begriffe, die Sie zwar mögen, aber schon jetzt nicht unbedingt gut beherrschen, notieren Sie bitte auch separat. Dieses ist Ihr **Entwicklungspotenzial**. Später lassen sich vielleicht einige sinnvolle neue Ziele für ein erfolgreiches Selbstmanagement ableiten.

Entwicklungspotenzial

Julia verhandelt zwar gerne und würde auch Leistungen verkaufen, aber sie fühlt sich diesbezüglich noch nicht ausreichend fähig. Einen Monat später entdeckt sie im neuen Programm ihrer VHS einen Kurs zum Thema «*Einfach Verhandeln und Verkaufen*» und meldet sich an.

4.1.5   Was vermeiden Sie?

Jetzt geht es um das Gegenteil. Welche der schon genannten Tätigkeiten üben Sie nicht gerne aus oder finden diese eher schauderhaft? Markieren Sie diese Aktivitäten in der ▶ vorhergehenden Selbstcheckbox (▶ Abschn. 1.1.4). Erinnern Sie sich auch an frühere Zeiten, in denen Sie möglicherweise solche Aktivitäten ausüben mussten.

Zunächst markieren Sie die Dinge, die Sie nicht mögen in Rot! Im nächsten Schritt streichen Sie mit Textmarker davon die Aktivitäten an, die Sie, obwohl Sie sie nicht mögen, gut beherrschen.

Gulder empfiehlt, diese Dinge zukünftig nicht mehr auszuführen, weil sie Ihren Anlagen widersprechen. Sie folgert: Wer dauerhaft Dinge tut, die seiner Persönlichkeit widersprechen, wird nicht nur unglücklich, sondern oft auch krank. Sollten bei Ihnen eine ganze Reihe der Verrichtungen stehen, die Sie tagtäglich an Ihrem Arbeitsplatz ausführen, so sollte ein «Kurswechsel» anvisiert werden. Manchmal muss kein kompletter Kurswechsel erfolgen, denn gewisse Tätigkeiten lassen sich auch delegieren (▶ Kap. 9).

Am Ende dieser Überlegung sollte Ihnen bewusst geworden sein, von welchen Tätigkeiten Sie sich zukünftig hüten sollen. Erinnern Sie sich an ▶ Kap. 3.1: Die erfolgreichen Selbstmanager konzentrieren sich auf Ihre Stärken.

4.1.6 Clustering: Berufsfelder des Gesundheitswesens

Clustering bezeichnet eine Ideensitzung für Einzelpersonen und hilft Ihnen hier beim Ermitteln von alternativen Berufs- und Tätigkeitsfeldern. In Anlehnung an Gedächtnislandkarten (Mindmaps) gehen Sie in zwei Schritten vor.

- Der Kernbegriff wird in der Mitte zentriert. Danach assoziieren Sie Ihre Ideen, Erfahrungen und spontanen Gefühle um diesen Grundgedanken. Eine Idee weckt eine neue Idee und Ihre Gedanken fließen.
- Der nächste Schritt wertet aus. Mit Verbindungslinien, gerne auch in farblicher Unterscheidung, verknüpfen Sie zusammenhängende Begriffe (◘ Abb. 4.1).

Wahrscheinlich entsteht Kreativität aus dem Zusammenwirken von bildlichem und begrifflichem Denken. Erklärt wird dies aus der Funktionsweise des Gehirns, wonach die linke

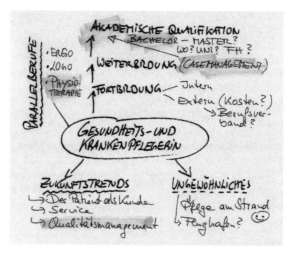

⬤ Abb. 4.1 Clustering. Berufsfelder

Hemisphäre für begriffliches, die rechte für bildliches Denken verantwortlich ist (Quernheim 2017). Ziel der Methode ist es, beide Hirnhälften für den Kreativitätsprozess zu nutzen. Die Gedanken sollen freien Lauf haben und darum findet keine Zensur statt. In einem solchen Sinne bedeutet Ideenreichtum weniger Neues zu generieren, sondern vielmehr die bereits vorhandenen Kompetenzen und Wissensspeicher miteinander zu verknüpfen.

Die Übung kann alleine – besser aber mit 2–3 Personen Ihres Vertrauens – durchgeführt werden. Schreiben Sie in Großbuchstaben Ihre drei Lieblingstätigkeiten mit dickem Filzstift auf großes Papier. Wählen Sie eine Person aus, die alle Ideen kommentarlos mitschreibt. Zu den Spielregeln zählt, dass alles ohne nachzudenken ausgesprochen und notiert wird. Je verrückter und phantastischer umso besser. Ähnlich wie in der Walt-Disney-Technik (▶ Abschn. 4.1.2) bleibt das Kritisieren im ersten Schritt außen vor. Stellen Sie sich die Frage: Welchen Beruf könnte ein Mensch mit Ihren drei Lieblingstätigkeiten erfüllen? Stoppen Sie erst, wenn mindestens 15 verschiedene Tätigkeitsfelder bzw. Berufe zusammengetragen wurden.

Schlafen Sie wenigstens eine Nacht über das Ergebnis und wählen Sie das Projekt aus, was bei Ihnen das beste und stimmigste Gefühl hervorruft.

4.1.7 So deuten Sie Ihr Ergebnis

Tragen Sie Ergebnisse der Übungen aus diesem Kapitel 4 zusammen, hören Sie auf Ihre innere Stimme und Ihre Intuition und erst dann betrachten Sie das erarbeitete Gesamtbild. Für diesen Part benötigen Menschen unterschiedlich viel Zeit: Einer kommt bereits beim ersten Durchgang zu ihrem Ergebnis, ein Anderer geht die Übung mehrmals durch.

> **Ziel ist, dass Sie Ihre «Berufung» klarer identifizieren.**

Dies kann nicht erzwungen werden, sondern benötigt spielerische Lockerheit und Geduld. Irgendwann kommt der «Aha-Effekt». Während der Sichtung aller bisherigen Karriereplanungsschritte stellen Sie sich nun die Frage, welche Bedeutungen die Antworten für Ihr Leben haben. Was möchten Sie dabei gerne in den einzelnen Bereichen Ihres Lebens verändern? Auch dazu sollten Sie sich einige Notizen machen, damit Ihre guten Einfälle nicht verloren gehen. Jetzt stellen Sie bei den erarbeiteten Veränderungsmöglichkeiten eine Rangfolge auf:

- Welche anstehende Veränderung ist für mich derzeit die Wichtigste?
- Welche Veränderungen werden mir mehr Energie verschaffen?
- Mit welcher Veränderung werde ich starten?

Typische Ergebnisse könnten sein:

1. Einige stellen fest, dass Sie in ihrer Abteilung überwiegend mit den Umständen zufrieden sind und nur wenige Aufgabenschwerpunkte wandeln möchten. Hier ergeben sich Veränderungsmöglichkeiten durch Gespräche mit Vorgesetzten und dem Kollegenteam.

… Ich möchte dies verändern …

Julia könnte bei einer Teamsitzung ansprechen, dass sie gerne mehr den Aspekt der Patientenberatung praktizieren möchte und bittet das Team und die Leitung, sie dabei zu unterstützen.

2. Wenn Sie bei Ihrem Arbeitgeber zufrieden sind, aber Ihr Tätigkeitsspektrum verändern möchten, hilft Ihnen der Blick auf die Fort- und Weiterbildungsangebote, um neue Ziele anzusteuern.

… Ich möchte mich weiterbilden …

Julia sichtet das Fortbildungsangebot Ihres Hauses und informiert sich über interessante Weiterbildungsmöglichkeiten zum Arbeitsfeld «Case-Management».

3. Nicht wenige Angestellte erleben durch einen Aufstieg auf der **Karriereleiter** den bislang fehlenden Reiz. Durch die Übernahme von mehr Verantwortung und einem größeren eigenständigen Handlungsspielraum macht Arbeit unter Umständen deutlich mehr Spaß. Eine solche Zielsetzung sollte dem Arbeitgeber spätestens beim nächsten Zielvereinbarungsgespräch mitgeteilt werden, denn Ihre Vorgesetzten sind keine Hellseher.

4. Wenn Ihre eigenen Leitmotive nicht mehr mit der Unternehmensphilosophie Ihres Arbeitgebers übereinstimmen, wird es Zeit, diesen zu wechseln. Möglicherweise erleben Sie Ihre derzeitige Berufstätigkeit bei

einem anderen Arbeitgeber aufgrund besserer Strukturen weniger belastend und angenehmer.

5. Oder Sie entscheiden sich zum Kurswechsel und wechseln den Beruf. Dabei bieten sich zum einen Parallelberufe im Gesundheitswesen an, in denen Sie Ihre bisherige Fachkompetenz leicht einbringen können. Vielleicht entscheiden Sie sich aber auch für etwas ganz Neues und gehen einen Aufbruch in einem anderen Beruf mit neuer Qualifikation an?

6. Oder Sie stellen fest, dass alles so in Ordnung ist und erleben eine Bestätigung Ihrer Motive, Werte und Berufung.

Auf der einen Seite bereitet es neben der Freude auch Anstrengung, sich über seine Ziele so dezidiert klar zu werden und dabei konsequent vorzugehen, aber auf der anderen Seite ist dieses systematische Vorgehen ein gut investiertes Selbstmanagement.

Zeitinvestition

Wie viel Zeit verbringen manche Menschen für die Planung des nächsten Urlaubs? Da werden stundenlang Kataloge gewälzt, Reisebüros aufgesucht, im Internet recherchiert, Hotelbewertungen gelesen, Preise verglichen, Flugzeiten geprüft usw.
Ein Coaching-Klient berichtete neulich von etwa 10 Stunden, die er für die Planung und Buchung des letzten Urlaubs benötigt hat. Ich fragte ihn nach der Dauer seiner bereits geleisteten und noch anstehenden Berufstätigkeit? Bei ca. 250 Arbeitstagen pro Jahr und einer Beschäftigungszeit von 50 Jahren errechneten wir ca. 12.500 Tage. Meinem Klienten fiel diese Diskrepanz extrem stark auf, als er meinte: *«Na toll, da investiere ich für 14 Tage Spanien 10 Stunden Recherchezeit und habe in die Planung meiner Berufskarriere weniger als drei Stunden investiert. Ich dachte damals kaum darüber nach, sondern setzte den Vorschlag meiner Eltern unkritisch um, habe mich beworben und seitdem stecke ich im Berufsalltagstrott.».*

4.2   Marketing und Trends im Gesundheitswesen

Marketing bietet einen systematischen Ansatz, um Ihre Leistungen markt- und kundenorientiert zu gestalten. Es geht beim Selbstmarketing nicht vorrangig darum, sich gut zu verkaufen, sondern die eigene berufliche Persönlichkeit zu professionalisieren und weiterzuentwickeln. Beim konsequent umgesetzten Marketing einer Klinik oder einer Arztpraxis begreifen Sie die Bedürfnisse im Kopf Ihrer Kunden bzw. Patienten. Eine solche Perspektive ist die beste Strategie gegen Betriebsblindheit. Beim Selbstmarketing denken Sie an Ihre direkten Kunden. Oft haben Sie mehr Kunden als Sie denken. Ganz ausführlich werden diese Aspekte in «▶ Top im Job: Arbeitgeber Patient» dargestellt.

Durch welche berufliche Ausrichtung und Qualifizierung gelingt es Ihnen, sich gut gewappnet in den Strom des sich laufend verändernden Gesundheitsmarkts zu begeben? Es ist hilfreich, wenn Sie einen «guten Riecher» für Trends und Themen entwickeln, wie sich die Anforderungen an Ihrem Arbeitsplatz in Zukunft verändern werden. Sie bemerken, dass die Patienten, Vorgesetzen und Kollegen heute andere Ansprüche an Sie stellen als noch vor zehn Jahren. Diese Entwicklung wird anhalten. Gut gerüstet ist derjenige, der frühzeitig abschätzt, wo es hingeht und sich rechtzeitig weiterbildet.

Die Akademisierung hat in den Berufen der Physiotherapie und Pflege bereits begonnen. Sollten Sie in diesem Sektor noch viele Jahre weiter tätig bleiben, wäre zu überdenken, ob eine Weiterqualifizierung auf Bachelor- oder Masterebene nicht interessant werden könnte? International zählt zur beruflichen Erstqualifizierung der Bachelorabschluss. Es sind bereits zahlreiche berufliche Ausbildungen an Fachhochschulen oder Universitäten übergesiedelt. Durch den Zuzug von Berufsangehörigen aus der gesamten EU ist zu erwarten, dass Sie es demnächst mit akademisch ausgebildeten Kollegen aufnehmen werden dürfen. Dieses mag zwar für die Basisarbeit noch von untergeordneter Rolle sein, aber Alle, die auf den Zukunftsmarkt Gesundheit setzen, sollten sich überlegen, ob sie mittelfristig nicht doch einen akademischen Abschluss anstreben, um später auch attraktive Leitungsposten oder Stabstellen übernehmen zu können. Erste Teilschritte dazu könnten sein:

- Beobachten und vergleichen Sie die Angebote von Hochschulen und Fernstudiengängen.
- Überprüfen Sie, ob Sie die Zulassungsvoraussetzungen erfüllen.
- Informieren Sie sich über Sonderregelungen für Kollegen ohne Abitur. Bei vielen Studiengängen ist ein (Fach)abitur nicht immer erforderlich.
- Informieren Sie sich, welche Studienleistungen durch den Nachweis von langjähriger erfolgreicher Berufspraxis und Weiterbildungszertifikate anerkannt werden.
- Vergleichen Sie die Preise, Gebühren, etwaige Mieten am Studienort und Reisekosten.
- Informieren Sie sich über finanzielle Fördermöglichkeiten und Stipendien.
- Führen Sie mit Ihrem derzeitigen Arbeitgeber Gespräche über Ihre zukünftige Weiterentwicklung innerhalb des Unternehmens.
- Und initiieren Sie ggf. auch Gespräche über eine mögliche Freistellung oder eine Kostenübernahme bei anschließender Weiterbeschäftigung nach Abschluss der akademischen Qualifikation.

Fazit

Ohne Visionen, wo man hingelangen möchte, kann man die Planung seiner Karriere nicht starten.

Um zu wissen, in welche Richtung es gehen soll, muss man zunächst den Ist-Zustand bestimmen.

Sie sollten Ihre persönlichen Stärken herausfiltern. Hierzu bieten sich unterschiedliche Möglichkeiten auf der Grundlage Ihrer Timeline, wie z. B. die Walt-Disney-Technik an.

Literatur

Bogai D (2017) Der Arbeitsmarkt für Pflegekräfte im Wohlfahrtsstaat. De Gruyter, Berlin

Gulder A (2013) Finde den Job der Dich glücklich macht. Campus, Alexfurt

Quernheim G (2017) Spielend anleiten und beraten. 5. Aufl. Elsevier, München

Stiftung Warentest (2009) Da will ich hin. TEST-Heft 2. Stiftung Warentest, Berlin

Ziele

© Springer-Verlag GmbH Deutschland,
ein Teil von Springer Nature 2018
G. Quernheim, *Und jetzt Sie! – Selbst- und Zeitmanagement in Gesundheitsberufen (Top im Gesundheitsjob)*
https://doi.org/10.1007/978-3-662-57465-2_5

Ziele sind wie der Autopilot in Ihrem Gehirn. Sie zeigen Ihnen wie ein GPS (engl. «globales Navigationssatellitensystem») die Koordinaten des Ziels. Durch einen solchen Plan konzentrieren Sie Ihre Kräfte auf einen Punkt in der Zukunft, um die Ziele erfolgreich zu verwirklichen.

Das Ziel klar vor Augen

1952 watete eine junge Frau entlang der Nebel verhangenen pazifischen Küste der Insel Catalina und war entschlossen, als erste Frau der Welt die Strecke von 32 km bis zur kalifornischen Küste zu schwimmen. Sie, Florence Chadwick, war es auch, die den Ärmelkanal als erste Frau in beiden Richtungen durchschwommen hat. Hier vor Amerika war das Wasser an diesem Morgen sehr kalt. Der Nebel war so dicht, dass sie nach dem Start kaum die Begleitboote neben ihr sehen konnte. Über 15 Stunden später gab sie auf, obwohl ihr die Begleiter in den Booten durch den Nebel zuriefen, dass sie ganz nah vor der Küste sei. Sie brach ab und war schockiert, als sie später erfuhr, dass sie wirklich nur 800 Meter vom Ziel entfernt war. Reporter fragten sie nach dem Grund. Sie erwiderte: «*Es war Nebel. Wenn ich das Land hätte sehen können, hätte ich es geschafft. Aber der Nebel verhinderte meine Sicht.*»

Deutliche Ziele helfen beim Erreichen von überragenden Ergebnissen. Solange Sie die Ziele im Blick haben, gelingt eine erfolgreiche Ausrichtung. Nur wenn Sie wissen, wo Sie hinwollen, können Sie in die richtige Richtung gehen. Schnell verlieren wir unsere Ziele aus den Augen, weil wir zu detailverliebt sind. Schon Alice im Wunderland fragt die Katze, welchen Weg sie nehmen solle. Das Tier erwidert, es hänge davon ab, wohin Alice denn gehen möge. Sie meint: *«Ach, es ist mir eigentlich egal, wohin.»*, worauf die Katze antwortet: *«Dann ist es eigentlich auch egal, welchen Weg du nimmst.»*.

5.1   Gute Ziele formulieren

Beginnen Sie mit kleinen, leicht ausführbaren Zielen. Wenn Sie diese erreichen, wirkt es wiederum verstärkend für Ihr Selbstwertgefühl und in Folge dessen steigern sich Kreativität und Wohlbefinden. Sie fühlen sich gut und motiviert und spüren förmlich die frei fließende Energie in Ihnen. Zudem steigert sich die Lust, sich neue Ziele zu setzen. Dabei dürfen Ihre Ziele ruhig anspruchsvoll sein. Für einige ist gerade das der sog. «Kick», der motiviert.

Zielkonflikte treten immer dann auf, wenn sich mehrere Werte und Wünsche in die Quere kommen.

Zielkonflikte

Sie wollen das Abitur in der Abendschule nachholen und wünschen sich zugleich mehr Freizeit.
Sie wollen das Rauchen aufgeben, verlieren dabei gleichzeitig auch alle «Vorteile», die das Rauchen Ihnen bringt (z. B. öfter und geselliger Pausen machen zu können).

Ihre Ziele sollten widerspruchsfrei sein. Für Selbstmanagementanfänger gilt: Stecken Sie sich Ihre ersten Ziele nicht zu hoch. Diese müssen für Sie machbar sein. Menschen mit hohem Burnout-Risiko nehmen sich in der Anfangsphase meist zu viele Ziele vor und überfordern sich selbst damit (▶ Top im Job: Nicht ärgern, ändern!).

Um auf das GPS zurückzukommen: Sie sollten sich zunächst über die grobe Richtung klar werden. Erst dann macht es Sinn, das Ziel konkret anzugehen. Bevor Sie sich also in Ihrem Wunschzielland mit der konkreten Route einer Reise beschäftigen, sollten Sie zunächst wissen, in welcher Richtung der Zielkontinent liegt und auf welchem Wege Sie dorthin kommen. Eine zu detaillierte Zielformulierung in der Orientierungsphase kann hinderlich sein.

5.1.1 **Sinnvolle Ziele kurz vor der Rente**

Untersuchungen belegen, dass die Altersgruppe der über 54-Jährigen in der Gesamterwerbsbevölkerung mit rund 11% vertreten ist. Im Sektor der Pflegeberufe finden sich in dieser Altersgruppe allerdings nur noch 6% der Erwerbstätigen (Hundenborn 2010). Größere Einrichtungen versuchen aufgrund des Facharbeitermangels durch Personalentwicklungsprogramme gerade die älteren Arbeitnehmer lange gesund und zufrieden bis zur Rente zu beschäftigen. Kollegen, die nur noch wenige Jahre bis zu Ihrer Pensionierung haben, handeln zumeist sehr überlegt und systematisch. Oft höre ich deren Zielsetzung, dass die verbleibenden Arbeitsjahre in einer hohen Lebensqualität verrichtet werden sollen. Einige arbeiten nach wie vor sehr gerne im Gesundheitswesen. Zielorientierungen liegen meistens in der Stressreduktion und gesunder Lebensweise. Ältere Arbeitnehmer haben nicht mehr die volle Kraft wie in ihren 20er und 30er Jahren – dafür kennen sie aber die Abkürzungen!

5.2   PISMART

Um Ziele systematisch anzugehen, bedarf es konkreter **Zielkriterien**. Wenn die Zielformulierung unklar ist, wird es schwierig(er).

Julia's Zielformulierung

Wenn Julia sich vornimmt, zukünftig nicht mehr so teilnahmslos ihren Beruf abzuspulen, hat sie keine Anhaltspunkte, ob das Ziel jemals erreicht werden wird und wie es überhaupt aussieht.

Aus diesem Grunde bieten sich sieben stichhaltige Zielkriterien an. Um sich diese leichter vollständig zu merken, lassen sich die Anfangsbuchstaben leicht einprägen. Das Wort «PISMART» (in Anlehnung an das engl. *be smart* = clever sein) soll Ihnen als Eselsbrücke dienen (Quernheim 2017). Gestalten Sie demnach Ihre Ziele.

■   **Positiv**

Jede Verneinung oder negative Ausdrucksweise hemmt die Zielerreichung. Ihr Unbewusstes kann nicht negieren. Das glauben Sie nicht? OK, dann denken Sie jetzt bitte nicht an einen übervollen Aschenbecher mit einer schmelzenden Kugel grünem Waldmeistereis. Sobald Sie sich ein Ziel setzen, welches eine Negation enthält, zum Beispiel: «*Ich will **nicht** mehr rauchen*», wird sich diese Zielsetzung in Ihrem Unterbewussten als «*Ich will **rauchen**, ich will **rauchen**, ich will **rauchen**…*» manifestieren, weil das Wort «Nicht» unter den Tisch fällt. Stattdessen sollten Sie Formulierungen wählen, die dem Geist eine möglichst attraktive Alternative bieten. Stellen Sie sich die Frage: «Was statt dessen?» Um bei unserem Beispiel des Rauchens zu bleiben: «*Ich möchte gesunde und angenehme Pausen verbringen!*».

Positive Zielformulierung

So sollte es nicht sein: «*Ich will mich nicht mehr so viel ärgern!*».
So sollte es sein: «*Angriffe oder Äußerungen von Patients
prallen an mir ab.*».

▪ Ich-Perspektive

Wer will das Ziel erreichen? Sie! Also sollten Sie das klar
formulieren. Sie, nicht Ihr Partner, Freund oder Kollege, sind
für die Zielerreichung zuständig.

Ich möchte …

So sollte es nicht sein: Ute möchte ihr Stressmanagement u. a.
durch Sport realisieren und setzt sich als Ziel: «*Ich möchte mit
meiner Freundin Sport treiben!*». Was ist, wenn die Freundin
nicht kann? Ute's Zielerreichung ist von der Motivation der
Freundin abhängig.
So sollte es sein: Ute sagt: «*Ich treibe Sport. Wenn mich meine
Freundin begleitet, ist das schön, aber ich werde auch alleine
gehen!*».

▪ Schriftlich und spezifisch

Die Schriftlichkeit erzeugt Klarheit für Umsetzung Ihrer
Ziele, denn sie erzwingt eine gewisse Entschlossenheit. Menschen, die ihre Gedanken nur im Kopf haben und glauben,
das seien ihre Ziele, irren häufig. Ziele müssen genau formuliert sein.

- Welche Ressourcen und Voraussetzungen benötige ich?
  (Wissen, Personen, Geld, Zeit)
- Wie möchte ich meine Ziele umsetzen?
- Wie soll die Ausgestaltung sein, wohin führt der Weg?
- Was muss ich mit welchen Maßnahmen tun, um mein
  Ziel zu erreichen?

… Lass uns mal Sport machen …

So sollte es nicht sein: Ute plaudert unverbindlich mit ihrer Freundin, dass sie bald zusammen Sport treiben werden.

So sollte es sein: Ute erstellt einen Plan, den Sie zuhause an einen markanten Platz positioniert, auf dem die Zielsetzung und der Trainingsinhalt notiert sind. Zusätzlich verwendet Sie kleine Klebezettel, die Ute in ihren Spind, in ihren Kalender und im Auto befestigt. Dadurch wird sie immer an ihre Zielsetzung erinnert.

- **Messbar**
  - Wann und wie merke ich, dass ich mein Ziel erreicht habe?
  - Wie viel mehr oder weniger soll am Ende dabei herauskommen?
  - Welche konkreten Aktivitäten sind für den Erfolg notwendig?

Schon die schrullige englische Miss Marple arbeitete mit den typischen Detektivfragen: Wer – Wie – Was – Wann – Wie viel – Warum?

Messbare Zielerreichung macht's

So sollte es nicht sein: Ute definiert unter Sport das morgendliche schnelle Gehen, um zur Arbeit zu kommen.

So sollte es sein: *«Ich treibe mindestens 60 Minuten pro Tag Ausdauersport und jogge, fahre Rad, trainiere Nordic-Walking oder gehe schwimmen und wechsele bei schlechtem Wetter ins Fitnessstudio.»*.

- **Anspruchsvoll und authentisch**

Das Endziel muss zu Ihnen passen, Sie müssen sich damit arrangieren, nicht Ihre Partner, Freunde, Familie. Sie allein haben die Verantwortung für die Veränderung und nur Sie entscheiden ob es funktioniert. Das bedeutet nur Ziele, die

für Sie selbst attraktiv sind, werden erfolgreich umgesetzt. Zwar empfiehlt es sich bei manchen Zielen, Verbündete zu suchen, weil man sich dann gegenseitig motivieren kann, trotzdem aber bleibt das Ziel Ihr Ziel und die Verwirklichung in erster Linie von Ihnen abhängig.

Passende Ziele

So sollte es nicht sein: Obwohl Ute nicht besonders gerne Fahrrad fährt, setzt sie diese Trainingsart auf ihren Plan. So sollte es ein: Ute integriert nur die Sportarten, die ihr wirklich liegen bzw. die Trainingseinheiten, die sie ausreichend ausprobiert hat und bei denen sie weiß, dass sie ihr Spaß machen.

- **Realistisch**

Es muss den wirklichen Umständen und der Machbarkeit entsprechen. Zu große Veränderungen in zu kurzer Zeit sind von vorne herein zum Scheitern verurteilt.

Step by step

So sollte es nicht sein: Ute setzt sich das Ziel, bis Monatsende fünf kg abgenommen zu haben. Enthusiastisch startet sie ihre Diät und ist schon nach kurzer Zeit demotiviert. So sollte es sein: Ute nimmt sich vor, pro Monat 500 Gramm abzunehmen und ändert dafür ihre Ernährungsgewohnheiten. Durch die Erreichung von kleinen machbaren Teilschritten bleibt sie während der gesamten Zeit motiviert und freut sich an ihren dauerhaften Erfolgen.

- **Terminiert**

Sie möchten bald mit ihrer Umsetzung starten. Aber wann ist bald, heute um 18 Uhr oder am nächsten Mittwoch? Legen Sie sich fest!

- Bis zu welchem Zeitpunkt ist das Endziel erreicht?
- Welche Zwischentermine helfen Ihnen die Gesamtplanung in kleine Päckchen zu packen?
- Was ist der erste Schritt in die Richtung?

Montag, Mittwoch und Freitag

So sollte es nicht sein: Ute plant allgemein für die Zukunft, regelmäßiger Sport zu treiben.

So sollte es sein: Ute hat sich für die Dosis «3-mal pro Woche» entschieden. Um einen guten Trainingseffekt zu erreichen, sollten die Tage relativ gleichmäßig verteilt sein, z. B. Montag, Mittwoch und Freitag.

Konzentrieren Sie sich dabei nur auf den aktuellen heutigen Tag, also auf das, was Sie heute umsetzen wollen. Nicht auf das, was morgen oder nächste Woche läuft. Sie werden demnach nicht alles auf einmal angehen müssen, sondern Ihre Zukunftsaktivitäten in Päckchen packen und alles Schritt für Schritt umsetzen können. Diese «Step-by-step»- oder auch Salamitaktik erlaubt Ihnen eine zwar langsame, aber langfristig erfolgreiche Umsetzungsstrategie (◘ Abb. 5.1).

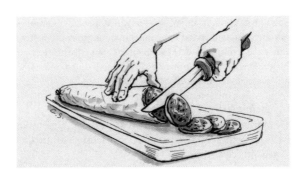

◘ **Abb. 5.1** Salamitaktik. Scheibe für Scheibe

Dabei richten Sie Ihre Achtsamkeit nur auf den nächsten Schritt. Planen Sie optimistisch, aber realistisch. Viele **überschätzen**, was ihnen in den nächsten Tagen und Wochen gelingt und **unterschätzen**, was in Monaten möglich ist. Also ruhig so optimistisch wie möglich und zugleich so realistisch wie nötig bleiben.

5.2.1 Schließen Sie einen Vertrag mit sich selbst

Bei wichtigen Verhandlungen und Entscheidungen (z. B. Ehevertrag, Hauskauf) ist es notwendig bei einem Notar einen Vertrag aufzusetzen. Dieses Dokument hält die wichtigen Details fest. Warum nutzen wir diese Anregung nicht für unsere Zielvorhaben? Entwerfen Sie einen Vertrag mit sich selbst, der sich an der nachfolgenden Übersicht orientieren kann (▸ Box: Mein persönlicher Zielvertrag).

Je mehr Personen Sie über Ihr Vorhaben informieren, also Ihre Kollegen, Partner und Familienmitglieder, Freunde und Bekannte, desto höher ist die Wahrscheinlichkeit, dass der Umgebungsdruck eine motivierende Wirkung aufbaut. Dabei soll allerdings kein negativer Druck entstehen. Vielmehr benötigen manchen Menschen die Nachfragen der Anderen, um am Ball zu bleiben. Diese Kandidaten empfinden es unter Umständen als Wertschätzung, wenn sich ihr Umfeld neugierig erkundigt: «*Und, was macht Dein Joggingplan, Deine Weiterbildung, der laufende VHS-Kurs usw.?*» und bleiben motivierter am Ball. Einige Menschen vervollständigen Ihren persönlichen Vertrag sogar mit Sanktionsmaßnahmen.

Mein persönlicher Zielvertrag

Heute, am _____ schließe ich, _____ folgenden
«Vertrag mit mir selbst»
Für meine Zukunft setze ich mir die nachfolgenden Ziele:
_____
_____
_____

Ich weiß, dass ich für jedes dieser Ziele aktiv etwas tun
muss. Zur Erreichung setze ich mir die folgenden Fristen:
Ziel 1: _____ Ziel 2: _____ Ziel 3: _____
Ich weiß, dass ich in regelmäßigen Abständen überprüfen
muss, ob ich auf dem richtigen Weg zu meinen Zielen bin.
Aus diesem Grunde erstelle ich regelmäßig einen Selbst-
Check. Dazu nehme ich mir Folgendes vor:
_____
_____
_____

Wenn ich in manchen Augenblicken stocke, meine Motivation verlieren sollte oder sich neue Probleme ergeben, werde ich Folgendes tun:
_____
_____

Sollte ich meine Ziele aufgeben und nicht umsetzen, so
helfe ich den nachfolgenden Personen bei ungeliebten
Dienstleistungen aus:
_____

Wenn ich diesen «Vertrag mit mir» unterschreibe, bindet er
mich wie ein Geschäftsvertrag an die Zielerreichung. Mir ist
bewusst, dass nur die strikte Umsetzung der Teilziele meinen persönlichen Erfolg bewirken kann.

Ort, Datum   Unterschrift

Zielvereinbarung

Beispielweise formuliert Ute: «*Für jedes Training, das ich ausfallen lasse, verpflichte ich mich: die Wohnung einer Freundin zu reinigen, die Straße der Nachbarin zu kehren oder die Oberhemden meines Kollegen zu bügeln.*».

Da freuen sich natürlich die Betroffenen und haben noch mehr Interesse sich zu erkundigen, ob Utes «Vertrag mit sich selbst» vollzogen wird.

5.2.2 Führen Sie ein Erfolgstagebuch

Tagebuchschreiben wird von führenden Coachs und erfolgreichen Selbstmanagern als hilfreiches Instrument des Selbstmanagements empfohlen. Nachfolgende Vorteile ergeben sich durch das Dokumentieren Ihrer Erinnerungen:

- Durch das Niederschreiben Ihrer Gedanken schaffen Sie mentale Ordnung.
- Die Dokumentation Ihrer Erfolge stärkt Ihr Selbstwertgefühl.
- In Phasen von Niedergeschlagenheit und Misserfolg erlaubt das Lesen der Aufzeichnungen ein Offenlegen Ihrer Ressourcen.
- Der gesamte Zielprozess lässt sich dokumentieren und nachvollziehen, da Sie jederzeit nachlesen können. Dadurch lassen sich auch die Chancen für die Umsetzung von Zukunftsprojekten verbessern.

Notieren Sie jeden Abend fünf Minuten, was Sie im Laufe des zu Ende gehenden Tages:

- erfreut,
- geärgert,
- verunsichert und
- besonders bewegt hat.

Schreiben Sie insbesondere auf, was Sie gelernt haben und notieren Sie die besonders schönen Erinnerungen. Ihr Tagebuch heißt «Erfolgstagebuch», da Sie den Fokus auf die erfolgreichen Teile des zurückliegenden Tages lenken.

5.3   Misserfolge und Sackgassen

Bewältigen Sie Ihre Frustration. Es ist völlig normal, dass Sie enttäuscht sind, wenn ein geplantes Ziel nicht umgesetzt werden konnte. Aber diese Phase der Unzufriedenheit kann schnell abgeschlossen sein. Tauschen Sie sich über den Misserfolg mit anderen aus. Durch das gemeinsame Darüber sprechen, empfinden Betroffene häufig Entlastung. Teilen Sie Ihrem Gegenüber mit, wenn für Sie Mitempfinden wichtig ist. Analysieren Sie und überlegen Sie dabei:

- Warum hat es nicht funktioniert und woran könnte es gelegen haben?
- War mein Vorgehen falsch oder fehlten mir wichtige Informationen, um einen anderen Weg zu wählen?
- Welche Teilziele konnte ich erreichen?

5.3.1   So orientieren Sie sich innerhalb des Veränderungsprozesses

Nach einer anfänglichen **Phase der Euphorie,** die durch die Hoffnung auf Neues und Besserung angetrieben wird, sackt die Spaß- und Leistungskurve deutlich ab. Dort in der **Phase des Widerstands** treten Probleme in den Vordergrund, an die in der Planungsphase nicht gedacht wurden. Betroffene fühlen sich häufig desillusioniert, weil sie kaum mit solchen Auswirkungen gerechnet hätten (◘ Abb. 5.2).

Das Unterbewusstsein baut Widerstände gegen Neues auf. Im sog. **Tal der Tränen** wird der Tiefpunkt erreicht und

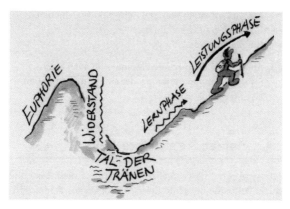

Abb. 5.2 Veränderungsphasen

in der daran anschließenden **Lernphase** durchschritten. Nun geht es bergauf und durch die neuen Kompetenzen werden schließlich die ersten einfachen Fälle erfolgreich bearbeitet. Das Unbewusste erlangt Zuversicht und jeder kleine weitere Erfolg verstärkt die Veränderungsmotivation, bis schließlich die Leistungsphase erreicht ist und mit den neuen Kompetenzen viele Aufgaben erfolgreich bearbeitet werden können. Wenn Sie diese «Rückschläge» kennen, planen Sie Gegenmaßnahmen und setzen diese beim ersten Anzeichen eines Rückschlags um.

5.3.2 Was tun, wenn die Planung Misserfolg signalisiert?

Sollten Sie im Vorfeld Ihrer Planungen feststellen, dass eine Zielerreichung utopisch ist, eröffnen sich Ihnen drei Möglichkeiten. Sie können:

- Ihr Ziel auf einen späteren Zeitpunkt verschieben.
- Ihre Zielsetzung verändern.
- Ihr Ziel löschen.

> ❯ **Ähnlich wie beim «Laufen lernen», gilt auch hier: Erfolg hat immer derjenige, der einmal mehr aufsteht, als er hingefallen ist!**

5.4   Setzen Sie sich Ihre Ziele

Jetzt geht es richtig los! Stellen Sie sich Ihre Timeline vor und formulieren Sie mit Hilfe Ihrer Antworten aus den bisherigen Übungen sowie den Ergebnissen des Karriereplaners, was Sie in den nächsten Jahren beruflich und privat erreicht haben wollen.

- Was sind meine privaten Ziele? An welcher Stelle stehen diese auf meiner Timeline?
- Was sind meine beruflichen Ziele? Wo stehen diese auf meiner Timeline?
- Welche Kompetenzen möchte ich mir aneignen?
- Warum möchte ich dieses Ziel anvisieren?
- Was bedeutet diese Veränderung für mich?
- Welche Vorteile und welche Nutzen eröffnen sich mir?
- Wie viel Aufwand ist erforderlich?
- In welchem zeitlichen Rahmen liegen meine Ziele?
  - 1, 6, 12 Monate?
  - 2, 5, 10 Jahre?
  - mehr als 10 Jahre?

5.4.1   Synergien nutzen

Bedenken Sie auch mögliche Ziele Ihrer Kollegen, Familienmitglieder, Klienten, Arbeitgeber oder Freunde. Möglicherweise gibt es Schnittmengen, die man gemeinsam besser angehen kann? Solche Synergieeffekte motivieren und die Beteiligten «befruchten» sich untereinander mit immer besseren Vorschlägen und Ideen.

Bei Teamfähigkeiten ist statt «einsam» das «Gemeinsame» gefragt. Untersuchungen belegen, dass Sportler, die im Team trainieren, deutlich mehr Endorphine ausschütten als beim Einzeltraining.

5.4.2 Energien investieren

Sind Sie sich dessen bewusst, dass in Folge einer neuen Zielsetzung immer auch ein Preis für die Zielerreichung zu «zahlen» ist? Wobei der Begriff «zahlen» nicht immer finanzielle Ausgaben bedeuten muss. Ein jedes Ziel benötigt Energie. Wird diese Kraft in Form von Selbstdisziplin, Aufwand für Training und Übungseinheiten usw. gut investiert, übersteigt hinterher die Zielerreichung Ihre Investition. Wenn Sie sich z. B. entscheiden, eine vorgesetzte Rolle zu übernehmen, sind Sie nicht (mehr) auf gleicher Ebene wie Ihr Team, was in der Regel bedeutet, dass Sie in Teilbereichen einsamer werden.

Julia investiert in Weiterbildung

Julia entscheidet sich für eine Weiterbildungsqualifikation. Das von ihr investierte Geld kann sie später bei Gehaltsverhandlungen oder durch eine höhere Eingruppierung wieder ausgleichen. Langfristig rentiert sich dabei ihre Investition.

5.5   So trainieren Sie und setzen Ziele um

Der bekannte Unterschied zwischen den erfolgreichen und weniger erfolgreichen Menschen: Die einen machen, die anderen versuchen! Letztere planen, ohne aktiv zu werden. Der erste Schritt ist zwar der Anstrengendste, aber er ist notwendig.

> Der Anfang ist die Hälfte vom Ganzen. (Aristoteles)

Wenn Sie sich überwunden haben wirklich zu beginnen, der Start hinter Ihnen liegt, ist die Hemmschwelle für die zweite Trainingseinheit deutlich geringer. Je mehr neue Kompetenzen Sie erlernen, desto einfacher fallen Ihnen zukünftig neue Lerneinheiten. Sechs Jahre Klavierspielen erhöhen den IQ um sieben Punkte. Wenn Sie eine neue Sprache lernen, wird im Gehirn ein neues strukturiertes Ablagesystem geschaffen, welches sich später leicht mit neuen Inhalten füllen lässt. Überwinden Sie sich und starten Sie. Von Violinisten und Schachspielern ist bekannt, dass 10 Jahre bzw. 10.000 Stunden Übung benötigt werden, um im Fachgebiet virtuos zu werden.

5.5.1   Beachten Sie Zielgrenzen

Nicht alles ist machbar. Leider stimmt der amerikanische Satz: *If you can dream it, you can do it!* («*Wenn Du es träumen kannst, kannst Du es tun!*») in dieser Absolutheit nicht. Klar, was Einer schafft, könnte prinzipiell jeder Andere auch schaffen, aber es kommt auch auf die persönlichen Anlagen und Umstände an. Die Kompetenz entwickelt sich aus dem Talent und multipliziert sich mit dem Aufwand, den Sie betreiben.

Kompetenz = Talent × Aufwand

So wird erfolgreiche Veränderung geschaffen. Ein wenig ausgeprägtes Talent kann mit entsprechend hohem Aufwand zu vorzeigbaren Ergebnissen entwickelt werden. Trotzdem sollten Sie v. a. in Ihre vorhandenen Ressourcen investieren. Bauen Sie das, was Sie können und Ihnen Spaß macht aus (▶ Kap. 3.1). Dennoch: erwarten Sie etwas von sich, nehmen Sie sich Großes vor – die Wahrscheinlichkeit es zu erreichen ist hoch.

5.6   Feiern Sie die erfolgreiche Zielerreichung

Belohnen Sie sich für das Erreichte. Seien Sie stolz, wenn Ihnen das Projekt gelungen ist. Feiern Sie Ihren Erfolg mit anderen und belohnen Sie sich selbst mit etwas Angenehmem. Vergessen Sie trotz aller Planung und Zielsetzung nicht, das Leben zu genießen.

Realisieren Sie etwas Ungewöhnliches! Dabei gehen Sie endlich das an, was Sie sich schon immer einmal vorgenommen haben:

1. Sie schreiben Ihren ersten Leserbrief in einer Zeitung oder posten Ihre Meinung im Internet.
2. Sie tauschen mit einem Anderen einen Tag den Arbeitsplatz.
3. Sie graben sich am Strand bis zum Hals in den Sand ein.
4. Sie leben eine Woche ohne Armbanduhr und Uhrzeit.
5. Sie unterhalten sich im Gebirge mit Ihrem Echo.
6. Sie genießen in der Badewanne einen Rotwein.
7. Sie laden einen Obdachlosen zum Essen ein.
8. Sie leben einige Tage in einem Kloster.
9. Sie spüren und erleben die Stille im Schweigen.
10. Sie nehmen an einem Casting teil.

Angeregt durch diese unterschiedlichen Handlungen fallen Ihnen vielleicht noch andere Aktivitäten ein, die alle nur bezwecken, das **Leben intensiv zu genießen**. Schreiben Sie mir, was Sie besonders beglückt. Einige Leser der 1. Auflage berichteten von wohltuender Achtsamkeit, von den positiven Auswirkungen des Fastens oder dem Verzicht auf Zucker.

5.7   Managen Sie sich selbst

Zum Selbstmanagement gehören verschiedene Puzzlesteine. Einige sind größer, andere kleiner, manche miteinander verwoben. So kann gutes Stressmanagement nur zusammen mit gutem Zeitmanagement funktionieren. Nachdem wir uns bisher mit dem Handwerkszeug beschäftigt haben und Sie sich Ihrer Visionen, Lebensziele und Ihrer Berufung bewusster geworden sind, lernten Sie Ziele eindeutiger zu formulieren um damit Veränderungen anzustreben. Im nächsten Kapitel befassen wir uns mit der praktischen Umsetzung (◘ Abb. 5.3).

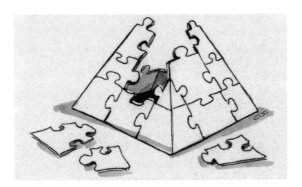

◘ **Abb. 5.3** Selbstmanagement. Puzzlesteine

Fazit

Ohne Zielsetzungn lassen sich Ziele nicht erreichen.
Formulieren Sie Ihre Ziele und fixieren Sie einen Vertrag mit sich selbst, um diese Ziele verbindlich anzusteuern.
Wenn Sie ein Zwischenziel auf dem Weg erreichen, feiern Sie dies.

Literatur

Hundenborn G (2010) Nachwuchsmangel in den Pflegeberufen. Schwester Pfleger 49: 8–13

Stressmanagement

© Springer-Verlag GmbH Deutschland,
ein Teil von Springer Nature 2018
G. Quernheim, *Und jetzt Sie! – Selbst- und Zeitmanagement in Gesundheitsberufen (Top im Gesundheitsjob)*
https://doi.org/10.1007/978-3-662-57465-2_6

Wenn Sie unter Stress leiden, sollten Sie Ihre Stressresistenz steigern oder lernen, die äußeren Faktoren als weniger belastend wahrzunehmen. Manchmal liegen Ursachen von Stressoren in mangelndem Selbstmanagement mit reduzierter Selbstdisziplin und Planung. In solchen Fällen investieren Sie in die Beseitigung von Fehlern und Unvollständigkeiten zu viel Zeit und Energie und erleben obendrein eine Menge Ärger. Analysieren Sie zunächst, welche Ereignisse oder Gedanken Sie stressen (▶ Top im Job: Nicht ärgern, ändern). Erfolgreiche Menschen setzen ihre Energie richtig ein und lernen dabei, mit Anspannung umzugehen (Thimm 2009). Genauso verfügen diese oft über die Fähigkeit loszulassen und mit Gelassenheit zu reagieren. Gelassene Menschen behalten auch in belastenden Situationen ihre innere Ruhe. Verändern Sie das, was Sie selbst in der Hand haben (▶ Top im Job: Nicht ärgern, ändern).

6.1 Ertragen Sie, was Sie nicht ändern können

Je weiter östlich wir gehen, desto mehr herrscht in der asiatischen Region eine Kultur des Akzeptierens. Die Menschen dort arrangieren sich viel mehr mit den unveränderlichen

Dingen, ohne dabei zu leiden. Die Fabel vom Schilfrohr und dem Ölbaum verdeutlicht dies.

Schilfrohr oder Ölbaum

Ein Schilfrohr und ein Ölbaum debattierten immer wieder über die notwendige Stärke und Festigkeit. Der Ölbaum kritisierte das Rohr, weil es seiner Ansicht nach viel zu leicht vom Wind hin und her bewegt werden könne und damit keine wirkliche Festigkeit habe. Das Rohr entgegnete diesem Argument nichts. Eines Tages nahte ein heftiger Sturm. Das Schilfrohr wurde wild hin und her gerissen, doch es konnte durch seine Biegsamkeit und Flexibilität den harten Windstößen nachgeben. Im Gegensatz dazu stellte sich der Ölbaum mit aller Kraft dem Sturm entgegen. Er brach und wurde entwurzelt.

Den äußeren Ereignissen, die Sie selbst nicht verändern können, begegnen Sie mit einer anderen Bewertung. Sie können keinen anderen Menschen ändern. Auch nicht Ihren Chef oder die Kollegin, über die Sie sich so ärgern. Aber der jetzt stressende Kollege wird sich nur dann selbst ändern, wenn er es wirklich will und es vorteilhaft für ihn ist. Nutzen Sie positive Selbstgespräche und soziale Unterstützung im Freundes-, Familien- und Kollegenkreis oder gewinnen Sie Abstand durch Ablenkung. Durch Energiesparmaßnahmen (▶ Top im Job: Nicht ärgern, ändern) und Auftanken (Schlaf, Ernährung, Bewegung usw.) erhöhen Sie Ihre eigene Belastbarkeit. Besonders Perfektionisten sind aufgefordert, gelassener und «unperfekter» zu werden. Hier einige Hinweise, die Ihnen bei der Stressbewältigung helfen können:

Praxistipp

— Nutzen Sie Ihre Pausen – vielleicht ist Entspannen im Liegen möglich (ruhiger Raum mit Matte und Wecker).

- Praktizieren Sie den sog. Powernap (leistungs-
  fördernder Kurzschlaf am Arbeitsplatz).
- Nutzen Sie Entspannungsübungen, Traumreisen, ein
  Ruhebild, autogenes Training usw.
- Schalten Sie durch geeignete Musik (keine mode-
  rierte und mit Werbung und Nachrichten durchsetze
  Radiobeschallung) einen Gang runter. Besonders
  entspannend ist es, wenn der Musikrhythmus sich
  dem ruhigen Herzschlag synchron annähert.
- Konzentrieren Sie sich beim Atmen auf ein verlang-
  samtes und verlängertes Ausatmen. Dadurch lässt
  sich einfach und effizient innere Ruhe zu erreichen.

Exkurs

Unter Powernap versteht man Leistungsschlaf. Während
des Leistungstiefs in der Mittagszeit nutzen Mitarbeitende
für 15 bis maximal 30 Minuten die Möglichkeit zu ruhen
und zu dösen. Stellen Sie sich einen Wecker, damit Sie ohne
Nervosität, dass es zu lange dauern könnte, die Entspannung und Regeneration genießen können. Wer keine Matte
oder Liege zur Verfügung hat, kann dieses auch auf dem
Stuhl oder Sessel machen. Fläzen Sie sich richtig, lockern
Sie Gürtel und Kragenknopf und geben Sie sich den Tagträumen hin. Mehrere Studien belegen, dass Mitarbeitende
dadurch anschließend konzentrierter und kreativer arbeiten und langfristig gesünder sind.

6.2   So treten Sie Arbeitsunter-
brechungen entgegen

Viele Angestellte ärgern sich über häufige Arbeitsunterbrechungen. Dabei tritt der sog. «Sägezahneffekt» auf (Bischof

u. Bischof 2015). Durch Unterbrechungen wird die persönliche Leistungsfähigkeit um bis zu 28% herabgesetzt. Denn der in seiner Handlung unterbrochene Mitarbeiter benötigt Zeit, um anschließend wieder in die Arbeit hinein zu kommen. Um Arbeitsunterbrechungen minimieren zu können, müssen Sie zunächst hinterfragen:

- Wann wird meine Arbeit besonders häufig unterbrochen?
- Durch wen?
- Sind diese Unterbrechungen notwendig, weil es zu meinem Aufgabenspektrum im Arbeitsvertrag zählt?
- Wie lange dauern diese an?

In einer ähnlichen Tabelle wie in ◘ Abb. 6.1 sammeln Sie die bisherigen Störungen. Durch die anschließende Analyse be-

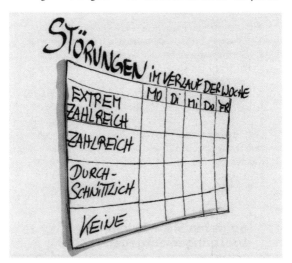

◘ **Abb. 6.1** Wochenstörungen. Ermitteln Sie die Störungen innerhalb der Woche

merken Sie auf einen Blick Häufungen, aber auch Phasen, in denen kaum Unterbrechungen auftreten. Bei unweigerlichen Störungen, auf die Sie keinen Einfluss haben, respektieren Sie diese Zeitabschnitte. Dadurch ärgern Sie sich weniger und freuen sich möglicherweise, wenn die erwarteten und gewohnten fünf Unterbrechungen einmal ausbleiben. Stattdessen verlegen Sie anspruchsvolle Tätigkeiten, die Ihre gesamte Konzentration benötigen, in die Zeitabschnitte mit einer geringen zu erwartenden Störungshäufigkeit (▶ Kap. 8.4).

Durch welche Strategie gelingt es Ihnen, nach der Störung leichter in den Arbeitsprozess zurück zu kehren? Im Prinzip bieten sich dafür zwei Möglichkeiten an:

- entweder Sie stellen die Störung ab oder
- Sie planen Zeit dafür ein und «entzerren» die Situation.

Umgang mit Störungen

- Pflegefachfrau Julia nervt das häufige Klingeln des Telefons. Bei jedem Anruf flucht sie vor sich hin und ärgert sich. Ihre Kollegin Simone weiß, dass pro Dienstschicht ca. 30-mal das Telefon klingelt. Sie rechnet also im Voraus mit diesem Unterbrechungen und kalkuliert entsprechend ihre Zeit. Sollte es dann wider Erwarten weniger Anrufe gegeben haben, so freut sich Simone über die Ausnahme.
- Die Stationsleitung bespricht mit ihrem Team, dass sie sich am Mittwoch direkt bei Dienstbeginn die neue Dienstplanung vornehme. Dafür wechselt sie vom Stationszimmer in einen ruhigen Nebenraum abseits der Station. Dort ist sie per Telefon im Bedarfsfall erreichbar.

Bei weiteren Störungen haben Sie möglicherweise den Urhebern nicht klar gemacht, dass Sie nicht gestört werden wollen? In manchen Fällen lassen sich auch durch Änderungen in der Arbeitsorganisation Verbesserungen erzielen.

Störungsmanagement

Die «Übergabezeit», also der Zeitraum, in dem die endende Dienstschicht die notwendigen Informationen an die nächste Dienstschicht weitergibt, wurde in vielen Häusern durch Schilder an der Tür des Stationszimmers deklariert. Manche Kliniken haben zusätzlich den Standard eingeführt, dass jeder Patient bei seiner Aufnahme darüber informiert und gebeten wird, sich in dieser Zeit nur im Notfall zu melden. Weitere Störungen traten dann von Seiten der Funktionsbereiche (OP, Anästhesie, Röntgen usw.) auf. Hier haben manche Pflegedirektoren eindeutig klargemacht, dass die größte Berufsgruppe im Haus in diesem Zeitraum nicht zu unterbrechen ist. Es wurden organisatorische Änderungen vorgenommen:

- Der letzte Patient wird 15 Minuten vor Beginn der Übergabe ausgeschleust.
- Während der mittäglichen Übergabe auf den Stationen ist der Aufwachraum personell stärker besetzt.
- Personal von anderen Funktionsbereichen (z. B. Röntgen) machte während der Übergabe des Pflegepersonals selbst Pause oder fordert ausschließlich externe Patienten an.

Wenn eine systematische Fehlersuche betrieben wird, ist eine ausgefüllte Störliste die beste Grundlage, weniger belastende Arbeitsbedingungen zu etablieren.

Manchmal hilft aber auch berufspolitisches Engagement: Nahezu die Hälfte aller Mitarbeitenden im Gesundheitswesen sind Pflegende. Gesundheits- und Krankenpflegerinnen liegen zwar bei Umfragen im Topranking als «von der Bevölkerung hoch geschätzte Berufsgruppe», werden aber zugleich bemitleidet. Ihre Fachlichkeit wird unterschätzt, sie sind unterbezahlt und werden bei gesundheitspolitischen Diskussionen kaum eingeladen. Auf den Punkt bringt es die Redensart: *«Wenn du keinen Platz am Tisch hast, stehst du wahrscheinlich auf der Speisekarte.»*. Darum sollten Sie sich im Berufsverband, Pflegekammer und der

Öffentlichkeit für Ihre Berufsgruppe engagieren und positive Lobbyarbeit leisten.

6.3   Planen Sie Termine optimal

Zunächst ein Fragenkarussell, welches Ihre Selbstwahrnehmung sensibilisieren soll:

- Welche Termine haben Sie in der letzten Zeit wahrgenommen?
- Welche **nicht** und aus welchen Gründen nicht?
- Welcher Art waren diese Termine?
- Gibt es Auffälligkeiten? Welche Termineinhaltung fällt Ihnen leicht, was gelingt nicht?
- Wo möchten Sie Zeit reduzieren, welche Zeitintervalle erweitern?
- In welche neuen Ziele möchten Sie Zeit investieren?

Anhand eines Rollenspiels, das in Knoblauch u. Wöltje (2006) beschrieben und der Gestalttherapie entlehnt wurde, überprüft Pflegefachmann Max seine Terminplanung der vergangenen Woche.

Terminplanung optimieren

Vorgenommen hatte Max sich wöchentliche Zeiteinteilung: 3 × 60 Min. um Fachenglisch zu lernen und 2 × 30 Min. für das Entspannungstraining sowie 7 Std. zum Fernsehen und für den Computer Er stellt unzufrieden fest, dass er zu viel Zeit mit TV-Serien oder sonstigem «Chillen» verbracht hat, anstatt diese in die geplanten Ziele zu investieren (◘ Abb. 6.2). Max nimmt nun auf dem linken Stuhl die Rolle seines Zeitbuchführers ein. Dieser klagt, dass er statt der vorgesehenen 7 Stunden volle 20 Stunden ferngesehen hat, nur einmal für eine Stunde Englisch lernte und das Entspannungstraining gar nicht umsetzte.

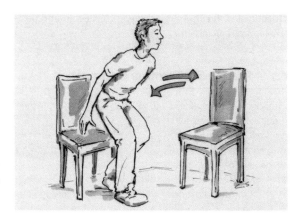

◨ **Abb. 6.2** Rollenspiel mit sich selbst

Nun wechselt er auf den rechten Stuhl und erklärt aus der Perspektive des Trieb- und Gefühlsmenschen, was ihn in den letzten Tagen veranlasste, von der beschlossenen Planung abzuweichen. Vielleicht kommen neue Aspekte zu Tage, die bei der Zielplanung noch nicht absehbar waren.
Anschließend setzt er sich wieder auf den linken Stuhl.
Als akribischer Buchführer erklärt er sich im nächsten Schritt selbst, warum das das geplante Englischprogramm wichtig ist: es trägt nicht nur für das Verstehen von internationalen Artikeln zur Pflegeforschung bei, sondern ist durch die positiven Auswirkungen auf die eigene geistige Fitness und die besseren Englischkenntnissen im nächsten Urlaub bedeutsam.
Max denkt daran, dass in seinem Zeitbudget eigentlich nur 7 Stunden pro Woche zum Fernsehen vorgesehen waren und wie wichtig ihm z. B. das Entspannungstraining und die Sprachschule sind.
Jetzt, auf dem rechten Stuhl sitzend, analysiert er warum er viel zu viel Zeit vor dem Fernseher verbrachte. Vielleicht hatte er sich zu viel vorgenommen und brauchte die Zeit zum

«Abschalten»? Sollte er zu diesem Ergebnis kommen, so nimmt er sich dann für die folgende Woche weniger vor und überlegt sich ggf. einen Weg, um sich besser für die Sprachschule zu motivieren (Knoblauch u. Wöltje 2006).

Max vereinbart im Rollenspiel mit sich selbst, dass er bei vollständiger Umsetzung seiner Ziele am Ende der Folgewoche ein Treffen mit seinen Freunden arrangiert. Dabei plant er, sich zu belohnen, und mit den Freunden gemeinsam ins Theater zu gehen.

Der Grund, warum Sie etwas möchten, wird auch als Motiv bezeichnet. Erfolgreiche Menschen belohnen sich bei einer gelungenen Zielerreichung selbst. Umgekehrt können Sie sich wiederum auch selbst motivieren, wenn Sie sich eine attraktive Zielerreichung vorstellen. Die nachfolgenden Tipps bieten Lösungen zur effizienteren Terminplanung.

Planen Sie Zeitkorridore, in denen Sie:

- **komplett nicht erreichbar sind**,
  deutliches Hinweisschild, Verlassen des üblichen Arbeitsplatzes.
- **Sprechzeiten einrichten**,
  Ihre Kollegen und Mitarbeiterinnen kennen diese.
- **Ihren Anrufbeantworter aktivieren**,
  vereinbaren Sie mit «Störern» einen Rückruf oder späteren Termin.
- **Stille Stunden nutzen**,
  dies sind Zeiten mit weniger Störungen, in denen Sie besonders dringende und wichtige Arbeiten erledigen (Seiwert 2014). Manche Mitarbeitende wählen dafür den frühen Arbeitsbeginn oder Zeiten kurz nach der Mittagspause bzw. am Ende der Arbeit. Vielleicht vertreten Sie sich im Team bei diesen stillen Stunden gegenseitig?
- **Ihre E-Mails nur zu festen Zeiten abrufen**,
  also keinesfalls automatisch direkt nach dem Eintref-

fen, denn in diesem Falle unterbrechen Sie immer
wieder den Arbeitsprozess am Computer.

━ Feste Termine für **«Zeiten mit mir selbst»** einhalten
(▶ Kap. 8.3),
gerade Sport oder Entspannung werden mit dieser
Methode konsequent im Terminplan verankert und
werden Ihrerseits nicht mehr verschoben.

━ Feste Termine für **«Zeiten mit meinem Partner»**
blockieren,
diese gemeinsamen Momente ohne konkrete Aktivitäten – aber mit der festen Intention, sich auszutauschen
und die gemeinsame Zeit zu genießen.

Ortswechsel

Auf Julias Station gibt es keinen freien Raum, in dem sie in
Ruhe Planungsarbeiten durchführen kann. Sie kennt zwei
Etagen über ihrem Arbeitsbereich ein leeres Zimmer mit Tisch,
Stuhl und Telefon, in das sie sich zurückzieht. Die Zeit dorthin
beträgt eine Minute und per Telefon ist Julia im Notfall nach
wenigen Sekunden zurück auf ihrer Station. Durch das kon-
zentrierte Arbeiten ohne Telefonunterbrechung und fragende
Angehörige gelingt ihr die Bewältigung der anstehenden
Planungen in viel kürzerer Zeit.

6.3.1 Terminplaner befreien

Durch Terminplaner reduzieren Sie Belastungen, denn es ist
nicht mehr notwendig, immer daran zu denken, was Sie
noch alles zu erledigen haben. Dadurch lässt sich kreativer
arbeiten. Konkret wurde dies durch die notierte Terminplanung bereits fixiert und Sie können im jeweiligen Moment
mit nur einer Sache intensiv beschäftigen. Denn die besten
kreativen Ideen produziert Ihr Gehirn durch das Weiterden-
ken im Unterbewusstsein.

6.4   Das 80/20-Pareto-Prinzip

Das Pareto-Prinzip wurde im 19. Jh. von einem italienischen Volkswirt entdeckt und besagt, dass 20% der aufgewendeten Energie und Zeit 80% des Ergebnisses hervorbringen. Umgekehrt bedeutet das, Sie verbringen einen Großteil Ihrer Zeit mit Dingen, die Ihnen nur sehr wenig einbringen. Zur Verdeutlichung einige Fakten:

- mit 20% Ihres Kochgeschirrs bereiten sie 80% Ihrer Speisen zu.
- In 20% der Zeit für eine Präsentation haben sie 80% des Ergebnisses generiert.
- 20% unserer (Lieblings)kleidung tragen wir in 80% unserer Zeit.
- 20% der Produkte eines Unternehmens erzielen 80% des Gesamtumsatzes.

Umgedreht sei hier an die Perfektionisten erinnert: Diese geben sich vor einem Burnout nie mit (nur) 80% zufrieden, sondern investieren enorme Zeitressourcen in die 100%ige Erstellung. Aber lohnt der Aufwand? Denn um von 80% auf die 100% zu gelangen benötigen Perfektionisten das 4-Fache der Zeit, die sie für die fertigen 80% verwendet haben.

Dies bedeutet, wer das Pareto-Prinzip erfolgreich umsetzt, **plant überlegt und sorgfältig, bevor** er handelt. Darum sollten Sie sich auf die wenigen entscheidenden Dinge in Ihrem Leben konzentrieren. Sie müssen also nicht alle Aufgaben erledigen und sich allen Dingen mit gleicher Intensität widmen, um voranzukommen. Die Kunst ist es, die wichtigen und dringenden Tätigkeiten herauszufischen und mit diesen zu beginnen (Abb. 6.3).

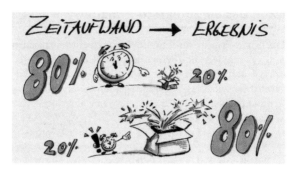

D **Abb. 6.3** Pareto-Prinzip

6.5   Prioritäten setzen

Immer dann, wenn mehr Aufgaben zu erledigen sind, als in einem bestimmten Zeitraum zu schaffen sind, oder wenn zur gleichen Zeit mehrere Tätigkeiten erledigt werden müssen, sollten Prioritäten gesetzt werden. Der lateinische Wortstamm «prio» bedeutet «vor». Es geht darum zu entscheiden, welche Tätigkeiten **vor** anderen erledigt werden, damit Sie Ihre Ziele erreichen können.

Stattdessen reagieren viele Gestresste in solchen Situationen mit Hyperaktionismus, indem sie zu viel auf einmal tun, vieles anfangen, aber nichts fertigstellen, mit Unerheblichem starten oder alles persönlich machen wollen. Diese nicht zielgerichteten Verhaltensweisen belasten gerade Berufsangehörige im Gesundheitswesen besonders.

6.5.1   «Dringend» oder «wichtig»?

Grundsätzlich sind alle die Aufgaben **wichtig**, die dem Erreichen von Zielen dienen. Je mehr einer dieser Aufträge dazu beiträgt, umso wichtiger ist die Umsetzung. Im Gegensatz dazu müssen die **dringenden** Aufgaben bis zu einem gewissen Zeitpunkt ausgeführt werden. Je mehr dringende Aufgaben Sie haben, desto höher ist der Zeitdruck. Im schlimmsten Falle erledigen Sie nur noch Dringendes und versäumen es, die wichtigen Aufgaben anzugehen. Darum sollten Sie sich fragen:

- Wer übt auf mich in der konkreten Situation diesen Zeitdruck aus? Ich? Kollegen? Vorgesetzte?
- Ist dieser Zeitdruck wirklich notwendig? Was würde passieren, wenn die Aufgaben bis zum Termin nicht fertig sind?
- Kann diese Aufgabe delegiert werden?

> Beachten Sie bei der Beantwortung obiger Fragen:
> - Dringende Aufgaben müssen nicht zwangsläufig wichtig sein!
> - Wichtige Aufgaben müssen umgekehrt nicht dringend sein!

6.5.2 ABC-Analyse

Dem Pareto-Prinzip (▶ Abschn. 6.4) folgend hilft die ABC-Analyse, die anstehenden Aufgaben zu priorisieren, denn auch hier kann die 80/20-Regel eingesetzt werden: So sind die Aufgaben, die mit 20% Zeitaufwand bereits 80% der Arbeit erledigen echte A-Aufgaben.

- **A-Aufgaben** sind äußerst wichtige Arbeiten, die nur durch Sie selbst und am besten noch heute dringend erledigt werden können, weil diese zu Ihrem Kerngeschäft gehören.
- **B-Aufgaben** haben hohe Priorität. Sie stehen in enger Verbindung mit Ihren Zielen und sollten, weil diese weitreichend, aber möglicherweise nicht dringend sind, nicht delegiert werden.

▬ **C-Aufgaben** sind Routineaufgaben, die viele dazu verleiten, diesem Kleinkram eine unangemessen hohe Priorität einzuräumen, zumal sie auch oft dringend sind. Delegieren Sie solche Aufgaben oder setzen Sie diese an die letzte Stelle Ihrer «To-do-Liste».

Für Ihre Tagesplanung sollten Sie C-Aufgaben für Zeiten mit Leistungstiefs anvisieren oder **bündeln**.

Julia bündelt ihre Aufgaben

▬ 08:40 Uhr: *Julia müsste einen Teil der Pflegedokumentation für ein Projekt kopieren.*

▬ 09:30 Uhr: *In einer Nachbarabteilung wollte sie noch etwas abholen, was für die mittägliche Übergabe benötigt wird.*

▬ 10:45 Uhr: *Julia möchte in der Personalabteilung ein Dokument abgeben.*

Durch das Aufgabenbündeln erledigt Julia diese drei Punkte «*auf einen Streich*» bei einem einzigen Rundgang, anstatt dreimal loszulaufen. Es ist außerdem wahrscheinlich, dass Julia bei drei Rundgängen jedes Mal von jemandem aufgehalten und in ein Gespräch verwickelt wird.

6.5.3   **Eisenhower-Modell**

Der amerikanische Präsident Dwight D. Eisenhower entwickelte ein Entscheidungsprinzip, welches sich ideal mit der ABC-Analyse verknüpfen lässt. Dabei erklärt eine einfache Matrix mit den Koordinaten «Wichtigkeit» und «Dringlichkeit» das Vorgehen visuell (◘ Abb. 6.4; ► Top im Job: Nicht ärgern, ändern).

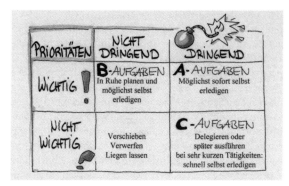

❏ **Abb. 6.4** Eisenhower-Prinzip

Eisenhower-Modell in der Praxis

Auf einer Station können durch das Eisenhower-Modell die nachfolgenden Prioritäten gesetzt werden:

- **Sehr wichtig – sehr dringend – A-Aufgaben: werden sofort und durch Sie selbst erledigt**:
  - auf den Angstzustand einer panischen Patientin eingehen,
  - Medikamente rechtzeitig verabreichen,
  - Positionierungen von Bewohnern laut bestehender Pflegepläne.
- **Wichtig – aber nicht dringend – B-Aufgaben: sind umgehend nach den A-Aufgaben zu erledigen**:
  - Hautpflege bei Patientin Frau M.,
  - Motivationsgespräch mit Herrn N. führen.
- **Sehr dringend - aber nicht wichtig – C-Aufgaben: werden delegiert**:
  - Untersuchungstermine für Folgewoche absprechen.
- **Nicht wichtig – nicht dringend – D-Aufgaben: kommen in die «runde Ablage», den Papierkorb**:
  - Prospekte von neuen Produkten vergleichen.

Bevor Sie Ihre «To-do-Liste» (▶ Kap. 8.2) erstellen, analysieren Sie bitte Ihr Tagesgeschäft und versuchen es in die Kategorien A, B, C und D einzustufen. Damit Sie aber nicht alle D-Aufgaben liegen lassen oder delegieren, lassen sich diese nachrangigen Tätigkeiten gezielt in eine abwechslungsreiche Tagesplanung einbauen: Nach Aufgaben voller Anstrengung und Konzentration ist es auch angenehm, solche Tätigkeiten in Entspannungsphasen anzugehen. Sie blättern Produktprospekte durch oder erledigen Telefonate, die Sie schon einige Zeit erledigen wollten. Damit Sie sich dabei nicht verzetteln und das Blättern in den Produktinformationen oder das Telefonieren zu viel Zeit «schluckt», stecken Sie sich im Vorfeld dafür einen konkreten Zeitrahmen ab.

Viele wissen, dass diejenigen, die am lautesten schreien oder am einflussreichsten sind, auch am schnellsten bedient werden. Dies wird dann riskant, wenn nicht die wichtigsten Maßnahmen, sondern die, die Sie am meisten ablenken, zuerst erledigt werden. Schon Franz von Assisi empfahl, erst das Notwendige und dann das Mögliche zu tun. Daraus ergeben sich Entfaltungsmöglichkeiten für das bislang Unmögliche.

6.5.4 Zeitfresser identifizieren

Erkennen Sie Zeitfresser! Also Tätigkeiten oder Personen, die Ihnen viel Zeit stehlen, ohne produktiv oder sinnhaft zu sein. Hilfreich, um sich darüber klar zu werden und die Zeitfresser ausschalten zu können, ist wieder ein Selbstcheck.

> **Übung 7: Zeitfresse**
>
> ━ Welche Aktivitäten und Menschen kosten viel Zeit, ohne dass dabei etwas Produktives heraus kommt?

- Welche Mitarbeit in Projekten oder Arbeitskreisen bringt weder Ihnen noch Ihrem Team oder Ihrem Arbeitgeber etwas?
- Welche Arbeitsroutinen können hinterfragt und möglicherweise eliminiert werden?

Interessanterweise zählen Kommunikationsprobleme zu den größten Zeitfressern und damit zu den stärksten Belastungen in den Berufen des Gesundheitswesens. Gerade Missverständnisse zwischen Führungskräften und Mitarbeitenden können exorbitante Zeitfresser sein. Bessere Planung, klar formulierte und striktere Arbeitsaufträge, eine fest installierte Regelkommunikation sowie bessere Anleitungen schützen vor Problemen.

6.6 Bedeutung von Entscheidungen und Klarheit

Julia und Ute haben sich jeweils neue Ziele überlegt. Sie wissen aber noch nicht genau, ob sie sich wirklich dafür entscheiden sollen. Dieser Entscheidungsprozess ist für manche Menschen zeitraubend und mit negativen Gefühlen behaftet.

Praxistipp

Sollten Sie diese Ansicht teilen, so beantworten Sie bitte die nächste Frage:
- Was genau finden Sie bei anstehenden Entscheidungen so schwierig?

Manchmal führt die Selbstreflexion zu neuen Perspektiven.

6.6.1 Fassen Sie Ihre Gefühle in Worte

Mit dieser Übung trainieren Sie Ihre Intuition, also Ihr
Bauchgefühl. Planen Sie die Durchführung der Übung für
eine Situation voller Gefühle ein. Wenn Sie besonders glücklich und ausgelassen oder traurig, nervös und verärgert sind.

> **Praxistipp**
>
> Beantworten Sie dann die Fragen: *«Wie geht es mir jetzt
> im Moment genau?»*. Formulieren Sie eine Beschreibung,
> die Ihre momentane Situation auf den Punkt bringt.
> Viele Menschen machen unüberlegte und pauschale
> Aussagen: *«Ich bin wütend…»*, obwohl es in Wahrheit
> um Unzufriedenheit oder Nervosität geht.
> Hinterfragen Sie: *«Warum geht es mir jetzt so?»*. Eine
> Möglichkeit wäre die Überlegung: *«Ich bin in diesem
> Augenblick freudestrahlend oder aufgeregt, weil…»*.
> - Welches Bedürfnis wird derzeit nicht erfüllt?
> - Welche Erfahrungen tragen evtl. zu diesem Gefühl
>   bei, die mit der aktuellen Situation nichts zu tun
>   haben?
> - Was genau gefällt mir daran besonders oder gar
>   nicht?
>
> Wenn Sie die Antworten schriftlich niederschreiben,
> z. B. in Ihr Tagebuch, lassen sich die aktuell entdeckten
> Einsichten später weiter verfolgen.

Durch Ihre Analyse kommen Sie dem diffusen Gefühl noch
weiter auf die Schliche und es wird für Sie klarer. Glück ist
das Ergebnis von selbstentschiedenem aktivem Tätigwer-
den.

6.6.2 Erstellen Sie eine Stärken-Schwächen-Analyse

Eine Auflistung der rationalen Vor- und Nachteile, die ein neues Zielprojekt für Sie hat, wird als **Stärken-Schwächen-Analyse** bezeichnet. Hier reicht eine einfache Tabelle, in der Sie links mit der Dokumentation der positiven Auswirkungen des geplanten Projekts und rechts davon die zu erwartenden negativen Folgen und Konsequenzen dokumentieren. Idealerweise können Sie passende Punkte in einer Zeile gegenüberstellen. Wenn sich links und rechts die Argumente aufwiegen, streichen Sie die Inhalte dieser Zeile durch. Übrig bleiben die für sich allein stehenden Begründungen. So wird manchmal schon auf einem Blick klar, in welche Richtung die Entscheidung verlaufen sollte.

6.6.3 Nutzen Sie Ihre Intuition

Nachdem Sie obige Stärken-Schwächen-Analyse angefertigt haben, lassen Sie Ihrem Gefühl noch ein wenig Zeit, sich richtig zu entscheiden. Wenn das Gehirn ein oder zwei Nächte darüber schlafen kann, greift häufig die Intuition! Das, was wir wissen, was wir bisher erlebt haben, was jemand zu uns vor vielen Jahren gesagt oder uns angetan hat, ist in unserem Gedächtnis gespeichert, häufig allerdings nicht bewusst. Beim zunächst kurzen Aufschieben der Entscheidung wird dieses emotionale Erfahrungswissen mit den rationalen Überlegungen in Einklang gebracht.

6.6.4   Das Bewusstmachen Ihrer Beweggründe führt zu Klarheit

Als starker Gedankenimpuls zählen Begründungsfragen. Wenn Sie vor der Frage stehen, ob Ihre Geschäftsführung Sie für eine externe Weiterbildungsmaßnahme freistellen wird, sorgen Sie mit den nachfolgenden Fragen erst einmal für Ihre eigene Klarheit:

- *«Warum sollte mein Chef gerade mich dafür freistellen?»* und
- *«Was ist das Besondere an meinen Kompetenzen?»*.

Und wenn Sie die Wahl zwischen drei oder diversen Alternativen haben, begründen Sie vollständig, welche Auswirkungen der jeweils eingeschlagene Weg langfristig hätte.

- *«Welche Veränderungen resultieren langfristig aus Entscheidung 1, welche aus 2, 3 oder 4…?»*.

Je kürzer und kompakter die Antwort ist, desto eindrücklicher und besser können Sie (sich selbst und andere) überzeugen. Hören Sie sich ganz genau zu, wie ein- oder mehrdeutig Sie selbst sprechen. Tonaufnahmen wären für eine Selbstreflexion ideal.

Könntest Du vielleicht …

- Ute möchte eine Kollegin um etwas bitten und sagt unverbindlich: *«Könntest Du gelegentlich mal …?»*.
- Weil es Jenny im Moment nicht gut geht, wünscht sie sich Unterstützung von einer ihrer Freundinnen. Sie kommuniziert allerdings nicht klar, sondern fragt: *«Es wäre lieb von Dir, wenn Du mal Zeit hättest, aber ich verstehe auch, wenn es Dir jetzt zu kurzfristig ist.»*. Weil ihre Freundin bei Jenny keinerlei Auffälligkeiten wahrnimmt, räumt sie dem Anliegen der Freundin keine Priorität ein und investiert ihre Zeit in andere Tätigkeiten. Enttäuscht klagt Jenny ihrem Freund: *«Ich habe das bei ihr angesprochen, aber sie hilft mir nicht.»*.

Und damit sind mangels Klarheit der nächste Konflikt und negative Gefühle vorprogrammiert. Verbalisieren Sie Ihre Bedürfnisse unverkennbar. Trainieren Sie dieses, indem Sie im Familien-, Freundes- und Bekanntenkreis etwas einfordern, was Sie sich bislang nicht trauten.

Fazit

Zum erfolgreichen Selbstmanagement gehört auch ein reflektierter Umgang mit Stress.
Sie sollten sich auf die wenigen entscheidenden Dinge in Ihrem Leben konzentrieren, Prioritäten setzen und die Dinge akzeptieren, die Sie nicht ändern können.

Literatur

Bischof A, Bischof K (2015) Selbstmanagement. 6. Aufl. Haufe Lexware, Planegg

Knoblauch J, Wöltje H (2006) Zeitmanagement. Rudolf Haufe, Freiburg

Seiwert L (2014) Das neue 1x1 des Zeitmanagement. Gräfe & Unzer, München

Thimm K (2009) Die Kraft der Widerständigen. Spiegel 15 (06.04.2009). http://www.spiegel.de/spiegel/print/d-64949407.html. Letzter Zugriff: 16.04.2018

Stärken Sie Ihr Selbstwertgefühl

© Springer-Verlag GmbH Deutschland,
ein Teil von Springer Nature 2018
G. Quernheim, *Und jetzt Sie! – Selbst- und Zeitmanagement in Gesundheitsberufen (Top im Gesundheitsjob)*
https://doi.org/10.1007/978-3-662-57465-2_7

7.1 Ausgeprägtes Selbstwertgefühl immunisiert

Je ausgeprägter das Selbstwertgefühl eines Menschen ist, desto weniger erlebt er Stress und negative Auswirkungen von Burnout, Helfersyndrom etc. Starten Sie Ihren Weg zunächst mit dem schrittweisen Aufbau von Zuversicht. Reduzieren Sie die Angst vor Neuem, indem Sie zunächst mit kleinen Veränderungen beginnen, die Sie als gelungen erleben. Nehmen Sie einen anderen Weg nach Hause oder variieren Sie die Hinfahrt zu Freizeitaktivitäten, nutzen Sie eine andere Straße oder fahren mit einer andere Buslinie zum Ziel. Das Gefühl der Zuversicht wird Sie durch die neuen Erfahrungen sicher navigieren. Sie bauen dadurch Ängste vor Neuem ab.

Neues wagen

- Handeln Sie in einem Geschäft den Preis herunter.
- Bestellen Sie im Restaurant etwas, dass Sie noch nie probiert haben.
- Versuchen Sie besonders abweisend wirkende Personen in ein Gespräch zu verwickeln.
- Lesen Sie eine Fachzeitschrift zu einem Thema, von dem Sie überhaupt keine Ahnung haben.

■ Setzen Sie sich in Restaurant oder Zug auf einen nicht von Ihnen reservierten Platz.

Anders ausgedrückt: Verändern Sie Kleinigkeiten, die Ihnen keine große Anstrengung bereiten. So verlassen Sie in Minischritten Ihre gewohnte Welt und erwerben neue Erkenntnisse von der «großen Welt» da draußen. In Folge dessen entwickeln Sie mehr Aufgeschlossenheit und Sie gehen flexibler mit Ihrer Umwelt um.

Machen Sie sich bewusst, dass Vieles Geschmackssache ist. Nicht jeder mag alles. Wenn Sie Ihre Arbeit nach den aktuellen Standards gewissenhaft und sorgfältig erledigen, sollte das Ihre **Selbstüberzeugung** stärken. Dann ist es zwar schön, wenn ein Anderer Ihre Arbeit würdigt, aber Sie sind nicht auf Lob angewiesen und selbst wenn ungerechtfertigte Kritik kommt, tangiert diese Sie nicht in Ihrem tiefsten Inneren.

❯ **Je mehr Selbstüberzeugung Sie entwickeln, desto weniger bedürfen Sie der Wertschätzung anderer!**

7.2   Vertrauen Sie Ihrer Resilienz

Der Fachbegriff «Resilienz» bezeichnet die psychische Widerstandsfähigkeit: eine strapazierfähige Verfassung der Seele. Ursprünglich stammt der Begriff aus der Werkstoffphysik und charakterisiert die Eigenschaft elastischen Materials, wie z. B. Gummi, nach Momenten extremer Spannung unversehrt zurückzuschnellen. Zu dieser «Hardware»-Eigenschaft summiert sich die «Software», eine besondere Art zu Denken. Menschen mit starker Widerstandsfähigkeit wissen: Irgendwie geht's weiter und das Ziel ist zu erreichen. Sie haben von sich selbst eine hohe **Selbstwirksamkeitserwartung.**

Psychisch stabile Menschen haben Lust an der Herausforderung und den Willen, das eigene Leben zu gestalten. Dabei möchten sie im hohen Maße für sich selbst Verantwortung übernehmen und zeigen die Bereitschaft, Entscheidungen zu treffen.

Unser Gehirn liebt es, andersartige Herausforderungen anzunehmen. Dieses schützt vor eingefahrener Routine und dadurch wird eine mentale emotionale Erregung ausgelöst. Diese wiederum löst eine ernsthafte Suche nach Lösungen aus. Diese resilienten «Lösungssucher» leben keinesfalls verbissen und strebsam, sondern sie genießen vielmehr die Lust am Erfolg und verfolgen Ziele, die ihr Leben sinnvoll erscheinen lassen.

Gut zu wissen ist, dass Resilienz schrittweise ausgebaut werden kann. Es wurden mittlerweile sogar Methoden zum «Aufbau stabiler Kinderseelen» entwickelt. Präventionsprogramme (z. B. STEEP) kommen nicht nur in den USA für die Kindererziehung zum Einsatz. Ähnliche Ansätze eines anderen Denkens lassen sich relativ gut von Erwachsenen umsetzen. Denn niemand, so erfüllt er auch aufwächst, ist gefeit vor all dem Geschehen, das ein Leben von einem Tag auf den anderen verdüstern kann.

7.2.1 Orientieren Sie sich an Vorbildern

Solche Eigenschaften zeichnen manche Prominente, wie z. B. den blinden Musiker Ray Charles oder Nelson Mandela aus, der ungerechterweise im Gefängnis saß und für sich selbst ein weniger belastendes Denken praktizierte. Sinngemäß urteilte er: «*Das System ist schlecht, nicht die darin verwobenen Menschen.*». Mandela setze sich Ziele, die er bewältigen konnte, studierte im Gefängnis Bücher, lehrte anderen Insassen das Alphabet, trieb regelmäßig in seiner Zelle Sport und reinigte sie gewissenhaft. Das, was er tat, machte er akkurat und fehlerlos. Mandela fasste damals zusammen: «*Will man im Gefängnis überleben, muss man Wege finden, um sich im täglichen Leben Zufriedenheit zu verschaffen.*» (a.a.O.).

7.2.2 Tipps zur Stärkung des Selbstwertgefühls

Leben Sie achtsam im Hier und Jetzt. Praktizieren Sie Künste, wie z. B. Musizieren, Malen und Singen, Werken und Basteln. Auch Meditieren wirkt langfristig aufbauend, denn Sie trainieren dabei, bedürfnislos zu sein und Ihre Gedanken mit einem entlastenden Abstand wahrzunehmen. Je mehr Sie sich von äußeren Gegebenheiten oder Ereignissen abhängig fühlen, desto mehr machen Sie sich von den Urteilen anderer abhängig. Nicht nur die verbalisierten Bewertungen, sondern auch die, welche Sie sich schlimmstenfalls in Ihrer Fantasie vorstellen, zermürben. Allein die Befürchtung, dass jemand Ihr Verhalten negativ empfinden könnte, kratzt an der Selbstsicherheit.

Je mehr Sie vom **Außen unabhängig** werden, desto mehr können Sie sich selbst zurücknehmen. Sie müssen nicht immer Recht haben, sondern geben viel schneller nach, weil Sie wissen, dass eine gemeinsame Lösung oder ein Kompromiss zu dauerhafter Zufriedenheit bei allen Beteiligten führt und manchmal erstaunliche neue Ansichten oder Befürchtungen offen legt. Leider gibt es einige Menschen, die versuchen, ihren Selbstwert durch die Unterwerfung von Anderen aufzuwerten. Langfristig gesehen ist dies ineffizient, denn es kostet viel Energie und führt nicht dazu, dass gleichwertige und respektvolle Beziehungen entstehen. Interessanterweise hat das Rücksichtnehmen auf das eingeschränkte Selbstwertgefühl von Anderen auch auf uns selbst positive Auswirkungen. Denn wenn Sie Zärtlichkeit erhalten und geben, bedeutet dieses auch eine mentale Streicheleinheit für Ihre Seele. Sagen Sie im ersten Schritt den für Sie wichtigen Menschen, wie lieb Sie sie haben, bzw. wie wertvoll sie für Sie sind. Je unerwarteter Sie Positives zu einem anderen Menschen sagen, desto wirkungsvoller ist es für Sie und den Anderen. Dieses Verteilen von «**bedingungsloser Liebe**» (den Anderen so wertzuschätzen, wie er ist) wird Ihnen selbst sehr viel Erfüllung bereiten. Im zweiten, schwierigeren, Schritt, weiten Sie diese Freundlichkeiten auch auf Menschen aus, zu denen Sie bislang keine starke Bindung verspürten.

Schätzen und respektieren
Danken Sie beim nächsten Kontakt Ihren Reinigungs- oder Verwaltungskräften an Ihrem Arbeitsplatz. Sagen Sie ihr, wie sehr Sie ihre Arbeit schätzen und respektieren – sofern Sie das tun, denn es sollte ehrlich sein!

- **Äußern Sie Ihre Wünsche**

Das erfolgreiche Äußern Ihrer Bedürfnisse stärkt ebenso das Selbstwertgefühl. Bitten Sie Ihren Chef um eine Gehaltserhöhung. Fordern Sie Ihre Kinder und Partner zu mehr Hausarbeit in der Freizeit auf. Leiten Sie Lernende, Praktikanten und neue Mitarbeitende bezüglich der notwendigen Ablaufstandards an und fordern Sie deren Einhaltung.

7.3 Aktivieren Sie Ihre Selbstwirksamkeit

Selbstwirksamkeit ist eine Mischung aus verschiedenen Bestandteilen, nach Bandura (1997):
1. Selbstvertrauen,
2. praktische Intelligenz und die
3. Fähigkeit Probleme zu lösen.

Kinder mit derartigen Anlagen machen bereits als Babys einen freundlichen und stabilen Eindruck. Aber auch hier stellt sich die Frage: «*Was war zuerst vorhanden: Die Gelassenheit des Kindes oder die seiner Eltern?*» Während des zweiten Weltkriegs beobachtete Anna Freud in Luftschutzkellern von London andere Mütter mit ihren Säuglingen. Draußen ging die Welt unter, doch die Frauen, die im Bunker ruhig blieben, hielten «*gelassene*» Babys im Arm. Entscheidend für dieses Selbstvertrauen ist eine frühe sichere Bindung. Dieses Zusammengehörigkeitsgefühl lässt sich mit Programmen lernen, welche die nachfolgenden Punkte beinhaltet:

- Vernetze dich.
- Halte Krisen für überwindbar.
- Akzeptiere Veränderungen als elementaren Teil des Lebens.
- Wende dich eigenen Zielen zu.
- Sei entscheidungsfreudig.
- Eröffne dir Möglichkeiten, deine eigenen Fähigkeiten zu entdecken.
- Entwickle ein positives Selbstbild.
- Betrachte die Dinge aus einem realistischen Blickwinkel.
- Bewahre eine hoffnungsvolle Haltung.
- Sorge für dich und sei achtsam.

7.3.1 **Verschaffen Sie sich positive Rückmeldungen**

Fragen Sie Ihre Mitmenschen, wie diese Sie sehen. Fordern Sie eine offene und ehrliche Meinung ein. Nutzen Sie diese Rückmeldung und prägen Sie sich dann v. a. die positiven Eigenschaften ein, die Ihnen reflektiert werden. Es empfiehlt sich dazu eher einen konstruktiv-realistischen Menschen als einen «Miesepeter» zu fragen.

Stehen Sie zu sich, indem Sie sich eingestehen, dass Sie so sind, wie Sie sind. Lieben Sie sich selbst (bedingungslos).

7.3.2 Trainieren Sie Ihre Selbstverteidigung

Manche Menschen verspüren durch ein gutes Selbstverteidigungtraining neue Energie und fühlen sich besser gewappnet. Das kann sich sowohl auf die körperliche Selbstverteidigung durch Judo, Karate usw. beziehen als auch auf kommunikatives Rhetorik- und Argumentationstraining, um bei Diskussionen klarer und stichhaltiger argumentieren zu können.

Oder Sie nutzen psychologische Distanzierungstechniken, um mit aggressiven Patienten bzw. Kunden abgeklärter umzugehen (▶ Top im Job: Arbeitgeber Patient). Hier bietet auch der Seminar- und Büchermarkt eine Menge an hilfreichen Instrumenten.

7.3.3 Sprechen Sie freundlich mit sich selbst

Positive Autosuggestionen wirken aufbauend. Menschen, die sich permanent selbst erzählen, warum sie etwas **nicht** schaffen und warum etwas **nicht** geht, werden erleben, dass ihre Prognose in Erfüllung geht: Es kommt **nicht** zum Erfolg.

Sprechen Sie daher in einem aufmunternden positiven Ton mit sich selbst. Machen Sie sich bewusst, was Sie in der Vergangenheit alles geschafft haben und was Sie in Ihrer Zukunft noch alles erfolgreich bewältigen werden. Dadurch stärken Sie Ihr Selbstvertrauen, strahlen Optimismus und Begeisterung aus und wirken damit ermutigend für Andere.

Als geeignete Affirmationen können Sie sich Ihre eigenen Sätze zusammenstellen oder, sofern sie passen, die nachfolgenden Sätze wählen. Stimmen Sie sich mit gefühlvoller Achtsamkeit auf die Inhalte solcher Bestärkungen ein.

- *«Alles ist bereits in mir enthalten, ich muss es nur noch an die Oberfläche holen.»*
- *«Ich akzeptiere die Veränderungen des Lebens, nichts bleibt so wie es ist.»*
- *«Ich bin frei von Ärger und Furcht.»*
- *«Ich bin motiviert, mich zu verändern und weiter zu entwickeln.»*
- *«Ich freue mich auf Frisches und Neues.»*
- *«Ich gehe neue Pfade.»*

Singen stärkt Ihr Immunsystem

Das ist kein Scherz! Unabhängig davon, ob Sie Schlager- oder Klassikfan sind, steigert Singen Ihre Gesundheit und Ihr Selbstwertgefühl. In einem Experiment an der Charité in Berlin untersuchten Forscher die Speichelproben der Mitglieder eines Kirchenchors, die das Requiem von Mozart sangen (Friedel 2007). Die Anzahl der Immunglobuline war nach dem aktiven Singen deutlich angestiegen. Hörten die Chormitglieder den Gesang dagegen passiv auf CD, blieb die Anzahl der Antikörper unverändert.

Bereits eine Viertelstunde Singen reicht, um den Kreislauf auf Trab zu bringen. Durch die intensivierte Atmung werden die Körperzellen besser mit Sauerstoff versorgt. Der Musiktherapeut Bossinger vergleicht die Wirkung des Gesangs mit einem «Antidepressivum» (Bossinger 2006) Wenn die zweite Viertelstunde Gesangsprobe verstrichen ist, produziert das Gehirn größere Mengen von β-Endorphinen, Noradrenalin und Serotonin. In Folge dessen werden angestaute Stresshormone schneller abgebaut. Sogar Kopfschmerzen verschwinden. Bossinger belegt seine Aussagen mit schwedischen Untersuchungen aus den 1990er Jahren bei über 12.000 Menschen aller Altersgruppen. Diese bestätigen sogar einen lebensverlängernden Einfluss des Singens.

Kurzum, die Argumente sprechen dafür, dass Sie Singen sollten. Beginnen Sie alleine im Auto oder Wald. Zudem wirkt das Training Ihrer Stimme positiv auf Ihre Präsenz. Kombiniert mit richtiger Sprech- und Stimmtechnik erreichen Sie eine verbesserte Außenwirkung. Ihre trainierte Stimme verschafft sich betonter Gehör; damit stärken Sie langfristig auch Ihr Selbstwertgefühl.

Spartipp zum Ausbau der Wertschätzung

Ihre Selbstgespräche haben einen großen Einfluss auf Ihr Selbstwertgefühl. Das, was Sie wahrnehmen, ist das Ergebnis Ihres Denkens. Üben Sie sich darum im «Wertschätzen». Wenn Ihnen eine Selbst**abwertung** über die Lippen kommt, werfen Sie jedes Mal 2 € in eine Spardose. Führen Sie Ihr Erfolgstagebuch und machen Sie sich die angenehmen Ereignisse des Tages rückblickend bewusst. Üben Sie Barmherzigkeit mit sich und akzeptieren Sie Ihre Fehler. Sollte die Spardose voll werden, so gönnen Sie sich einen schönen Tag und tun das, was Sie gerne machen.

7.3.4 Sprechen Sie liebenswürdig mit anderen

Jede Freundlichkeit wirkt positiv auf das Selbstwertgefühl Ihres Gegenübers. Wenn Sie andere Menschen im Gespräch unterbrechen, ist es nicht nur unhöflich, nein, es könnten auch energieraubende Konflikte auftreten. Denn hat der Andere ein reduziertes Selbstwertgefühl, so signalisieren Sie ihm mit Ihrer Unterbrechung, dass Sie sich selbst für wichtiger halten. Wenn Sie die Meinung Ihres Gegenübers zur Diskussion stellen, besteht die Gefahr, den anderen Menschen zu verletzen, ohne es zu wollen. Verzichten Sie auf Killerphrasen wie z. B. «*Das haben wir schon immer so gemacht!*» und fragen Sie sich in solchen Situationen, ob es im

Moment erforderlich ist, für eine andere Sichtweise der Dinge einzutreten. Menschen mit reduziertem Selbstwertgefühl benötigen einen sachten und vorsichtigen Umgang. Ihnen gegenüber sollten Sie nachgiebiger sein. Dieser Aufwand rechnet sich, weil Sie weniger Kraft für Streit benötigen. Und dann fragen sich andere vielleicht: «*Wie schaffst Du es nur, mit derjenigen so gut auszukommen?*».

Fazit

Ein Schlüssel zum Erfolg ist Ihr Selbstwertgefühl! Psychisch stabile Menschen haben Lust an der Herausforderung und den Willen, das eigene Leben zu gestalten. Menschen, die sich permanent sagen, dass sie etwas **nicht** schaffen, werden aller Voraussicht nach keinen Erfolg haben. Machen Sie es wie die Profis und glauben Sie an sich!

Literatur

Bandura A (1997) Self-efficacy: The exercise of control. Freeman, New York

Bossinger W (2006) Die heilende Kraft des Singens: von den Ursprüngen bis zu modernen Erkenntnissen über die soziale und gesundheitsfördernde Wirkung von Gesang. 2. Aufl. Traumzeit, Battweiler

Friedel A (2007) Warum Singen gesund ist. Welt Online (16.12.2007). https://www.welt.de/wissenschaft/article1461487/Warum-Singen-gesund-ist.html. Letzter Zugriff: 16.04.2018

Thimm K (2009) Die Kraft der Widerständigen. Spiegel 15 (06.04.2009). http://www.spiegel.de/spiegel/print/d-64949407.html. Letzter Zugriff: 16.04.2018

Zeitmanagement

© Springer-Verlag GmbH Deutschland,
ein Teil von Springer Nature 2018
G. Quernheim, *Und jetzt Sie! – Selbst- und Zeitmanagement in Gesundheitsberufen (Top im Gesundheitsjob)*
https://doi.org/10.1007/978-3-662-57465-2_8

Zeitmanagement gilt als einer der Hauptbestandteile des Selbstmanagements. In den nachfolgenden Abschnitten erfahren Sie schrittweise, wie Sie die relevanten Bestandteile für Ihre Zukunftsplanung effizient einsetzen können.

8.1 Zeitplanung

Falten Sie ein DIN-A4-Blatt in der Mitte, sodass zwei Hälften entstehen. Auf der linken Seite notieren Sie die Antworten zur Fragestellung: «*Welche 10 Angelegenheiten und Dinge sind Ihnen in Ihrem Leben am bedeutsamsten?*».

Nutzen Sie die Zeit, um wirklich die 10 Dinge in Stichworten zu aufzuschreiben, die für Sie gewichtig (Zeit für meine Familie, berufliche Weiterbildung usw.) sind.

Auf der rechten Seite beantworten Sie die Frage: «*Mit welchen 10 Angelegenheiten habe ich in den vergangenen vier Wochen meine Zeit verbracht?*».

Ziehen Sie anhand beider Listen Bilanz, in dem Sie überlegen: «*Wo gibt es Übereinstimmungen?*» und «*Welche Angelegenheiten haben Sie schon länger nicht mehr verfolgt?*».

Notieren Sie mit Hilfe der folgenden Einschätzungsskala, in wieweit Ihre Angelegenheiten durch Sie selbst oder durch andere bestimmt werden (◘ Tab. 8.1).

◼ **Tab. 8.1** Einschätzungsskala					
1	2	3	4	5	6
äußerst selbst- bestimmt					äußerst fremd- bestimmt

Vielleicht kommen Sie zum Entschluss, dass derzeit alles seine Richtigkeit hat. In solchen Fällen macht es auch Sinn, sich in den Strom des Lebens zu werfen und sich mit der Devise: «*Das was ich tue, mache ich mit voller Achtsamkeit!*», all den Vorgaben und Anweisungen zu beugen, die an meine Person gestellt werden. Bisweilen kommt es dabei vor, dass ursprünglich nicht geliebte Arbeiten im Laufe der Zeit immer angenehmer empfunden werden, ja sogar im Ranking bis zu Lieblingsbeschäftigungen aufsteigen.

Julia und das Wundmanagement

Julias Präferenz gegenüber Wundmanagement veränderte sich. Während der Pflegeausbildung erledigte sie die Arbeit mit Wunden nur zögerlich. Sie begründete dies, weil sie damals glaubte, keinen richtigen Zugang zum Thema zu haben. Durch Teilnahme an einem «Fernstudiengang Wundmanagement» entwickelte sie nicht nur ein fachliches Interesse, sondern der Umgang mit Wunden und das selbständige Agieren machte Julia kontinuierlich mehr Freude. Aus dem ungeliebten Auftrag entwickelte sich eine hohe Präferenz, die Julia anfangs für gar nicht möglich gehalten hätte.

Zudem wachsen viele mit den Problemen, die sie bewältigen. Was einleuchtend ist, wenn man sich vor Augen führt, dass jedes bewältigte Problem das Selbstwertgefühl steigert, dadurch die zu bewältigenden Probleme kleiner werden und die Lösungen einfacher.

8.1.1   Rechtzeitig kommen

Utes Freundinnen klagen, wie in ▶ Kap. 1 erwähnt, über ihr chronisches Zuspätkommen. Alle anderen erreichen die vereinbarten Treffen pünktlich, nur Ute ist unpünktlich und hat dafür auch die besten Ausreden: «*Das Auto sprang nicht an oder der Bus war unpünktlich…*». Gerne schiebt sie die Verantwortung auf andere. Doch nur, wenn ich für etwas selbst Verantwortung übernehme (auch wenn es misslingt oder kritisiert wird), kann ich beim nächsten Mal etwas ändern. Sollte es Ihnen ähnlich wie Ute gehen, stellen Sie sich die Frage: «*Warum passiert das immer nur mir und selten den anderen?*».

Natürlich können Sie nichts für die äußeren Umstände und Ereignisse, die eine Verzögerung auslösen, aber Sie können anders damit umgehen. Überlegen Sie, welchen Handlungsspielraum Sie haben.

… Pünktlichkeit ist eine Zier …

Ute erkennt, dass sie beim Abflugtermin auch entsprechend pünktlich am Flughafen erscheinen sollte, weil ihr die Konsequenz des Flugverpassens zu einschneidend erscheint. In Folge dessen macht sie sich die Auswirkungen chronischer Unpünktlichkeit auf ihre Freundschaften bewusst: «*Oh je, meine Freunde fühlen sich nicht ernst genommen und interpretieren meine chronischen Verspätungen mit mangelnder Wertschätzung?*».

Damit wird deutlich, dass ein erfolgreiches Zeitmanagement vorwiegend aus Selbstdisziplin und dem Planen und Umsetzen der richtigen Prioritäten besteht. Als Schlüsselkompetenz für Erfolg und Lebensglück gilt die Fähigkeit, entspannt Warten zu können und klug mit seinen Gefühlen und Begierden umzugehen. Gelassenheit kann man Lernen (▶ Top im Job: Nicht ärgern, ändern). Damit gelingt es Ihnen, angestrebte

Ziele zu erreichen. Menschen mit großer Selbstdisziplin und Frustrationstoleranz zeichnen sich vor allem dadurch aus, dass ihr Verhalten weitgehend routiniert ist. Legen Sie sich darum gute Gewohnheiten zu und schlechte ab.

8.2   Arbeiten Sie effizient

8.2.1 «To-do-Listen»

Die inflationäre Klage über zu wenig Zeit sollte eigentlich Anlass zum Wundern geben. Denn wir alle haben gleich viel davon: 24 Stunden sind bekanntermaßen 1.440 Minuten und das ergibt 86.400 Sekunden; täglich!

Aber wie nutzen wir diese Zeit? Manche verzetteln sich regelrecht. Dies bedeutet, sie notieren wichtige Termine auf Notizzettel, welche sie an Termine erinnern sollen. Sobald neue Aufgaben oder Ablenkungen dazwischen kommen, ist die Planung dahin. Von einer Tagesplanung kann gar nicht gesprochen werden, denn anstelle systematischer Prioritätensetzung wird einfach das durchgeführt, wonach der Sinn steht. Mit fortschreitender Zeitdauer lastet durch unbearbeitete und meist wichtige Dinge immer mehr Druck auf solchen «Zeitchaoten».

Durch sog. «To-do-Listen» werden alle wichtigen Tätigkeiten sortiert und zusammengestellt. Jede Maßnahme wird mit einem «Endtermin» versehen. Der entscheidende Vorteil liegt in der überlegten Zusammenstellung einer solchen Planung. Denn mitsamt des Aufschreibens einer Reihenfolge, ist der Benutzer «gezwungen», sich Gedanken über seine Prioritäten zu machen und wird trotzdem an Kernaufgaben erinnert.

Idealerweise formulieren Sie am Ende der Arbeitswoche bereits die «To-do-Liste» als Wochenplanung für die Folgewoche. Der vermeintliche Nachteil, dass Sie sich freitags schon mit den Arbeiten der kommenden Woche auseinandersetzen, überwiegt klar den Vorteil, dass dann Ihre Überlegungen schriftlich fixiert sind und Sie in Ruhe ein freies Wochenende genießen können. Aus gleichem Grunde empfiehlt sich, die Zusammenstellung der Tagesziele des Folgetages bereits am Ende des Arbeitstages vorzunehmen. Zudem lässt sich dadurch die Umsetzung besser kontrollieren.

> **Der Zweck des Lebens besteht aber keinesfalls darin, alles bürokratisch abzuhaken, sondern ein erfülltes Leben zu leben, ohne seine Pflichten zu vernachlässigen und dabei jeden einzelnen Schritt im Hier und Jetzt zu genießen.**

Halten Sie 30% Ihrer Zeitressourcen für Unverhofftes frei. Dafür sind im Voraus eingeplante Zeitpuffer notwendig. Durch «To-do-Listen» minimieren Sie den Einfluss von Vergesslichkeit. Zudem wirken Unterbrechungen und Störungen weniger negativ, weil Sie sich klarer und schneller wieder neu orientieren. Wenn Sie Ihre Tagesziele erreicht haben, verschaffen Ihnen diese Listen tägliche **Erfolgserlebnisse**.

8.2.2 Steigern Sie Ihre Arbeitseffizienz

Manche Menschen meinen, wenn sie immer auffallend lange arbeiten, würden sie damit ihrem Umfeld ihr herausragendes Engagement zeigen. Sicherlich hat das manchmal mit einer Fülle an Aufgaben zu tun, die Sie in der vorgegebenen Zeit nicht schaffen, aber, so hart es auch klingen mag: Wer zeitlich sehr ausgedehnt handelt, macht auch mehr Fehler. Oder die Betroffenen arbeiten nicht effizient, sondern nur lange und nehmen sich in Folge dessen heraus, längere Pausen machen zu dürfen, die sie wiederum dazu nutzen, länger mit Kollegen zu «klönen». Aus diesem Grunde kann die Empfehlung abgeleitet werden:

> **Wer seine Arbeitseffizienz** erhöht, erlebt unter Umständen mehr Freizeit. Denn eine Zunahme der Arbeitseffizienz erfordert nicht unbedingt eine Verlängerung der Arbeitsdauer!

Noch immer gibt es geteilte Meinungen, ob der Umgang mit diesen «To-do-Listen» auf Papier und durch einen gedruckten Terminplaner sinnvoll sind, oder ob die Umstellung auf computergestützte Programme empfohlen werden kann. Bei letzteren liegen die Vorteile in der Synchronisierung mit Smartphones, Notebooks, dem PC am Arbeitsplatz und dem Computer zu Hause. Zudem können die Termine bei Nutzung elektronischer Kalender mit Kollegen abgeglichen und vernetzt werden. Der kostenlose und werbefinanzierte Online-Dienst Doodle unterstützt Sie bei Erstellung von Terminumfragen. Für alle PC-Kalender außerhalb der Cloud gilt: eine regelmäßige Datensicherung schützt dabei vor Datenverlust. Ist im Gegensatz dazu ein Papierterminplaner verloren oder gestohlen, sind die Inhalte unwiderruflich weg, dafür sind sie schneller erstellt und gepflegt. Daher ist es Geschmackssache, in welcher Form die Planung angegangen wird – Hauptsache Sie planen!

8.2.3 Nutzen Sie Wartezeiten

Nutzen Sie spontane Wartezeiten zur Selbstpflege und füllen Sie absehbare Wartezeiten mit Leseaufträgen, um diese Zeitspanne sinnvoll zu nutzen (Quernheim 2017). Gerade Berufe mit erhöhtem Burnout-Risiko sollten sich über Leerzeiten freuen und das Nichtstun genießen. Sie können das Warten nicht verhindern. Aber Sie können Ihren Umgang mit Wartezeiten verändern:

- Entweder Sie stehen «stundenlang» wartend vor dem Aufzug und ärgern sich schwarz.

━ Oder Sie nutzen Ihre Wartezeit und konzentrieren sich dabei achtsam auf sich. Überprüfen Sie, wie im Moment Ihre Atmung fließt, ob Schultern, Kiefer und Stirn entspannt sind. Nehmen Sie diese Momente des «Nichtstuns» hin und **genießen Sie** sie!

Ich warte gern …
Für MFA Ute stehen einmal pro Monat externe Behördengänge und Besuche bei Zuweiserpraxen und Kliniken auf ihrer «To-do-Liste». Dabei entstehen lange Wartezeiten. Für diese Fälle hat Ute aktuelle Berufsfachzeitschriften dabei und studiert diese während dieser ansonsten passiven Zeit.

8.2.4 Zeitqualität

Mehrmals am Tag wechseln sich Rhythmen von sich anbahnender Müdigkeit oder Konzentrationsschwäche mit Phasen hoher Leistungsfähigkeit ab. Diese Signale sind wichtige Kommunikationsmuster zwischen Körper und Seele (Rossi u. Nimmons 2007). Das Körperbedürfnis nach Pause zeigt sich im Wunsch nach Recken, Gähnen, Tagträumen und leichtem Appetit. Anstatt die Müdigkeit zu übergehen sollten wir in solchen Fällen der Natur ihren Lauf lassen und eine **Regenerationsphase** einhalten. Nutzen Sie Leistungshöhen für die Erledigung von anspruchsvollen Aufgaben und verlegen Sie leichte Routine- und Administrationsaufgaben in Phasen von geringerer Leistungsbereitschaft (▶ Kap. 6.2).

8.2.5   Halten Sie Rückblick

Halten Sie am Ende des Tages Rückblick auf die erreichten
Ergebnisse, nicht auf die Tätigkeiten.

Persönliches Fazit

Früher, als sich Julia noch relativ ungeplant auf Prüfungen
vorbereitete, sagte sie abends zu sich: «*Yep, heute habe ich
vier Stunden gelernt!*», obwohl sie dabei unablässig durch
Anrufe von ihren Freundinnen, durch Textnachrichten und das
Radio unterbrochen wurde. Heute zieht Julia am Abend stattdessen ein Fazit und kommt zum Ergebnis: «*Heute habe ich mir
das 5-Seiten-Skript des Fernstudiums durchgelesen, dazu eine
Tabelle mit Gegenüberstellungen gemacht und eine Kurzzusam-
menfassung geschrieben. Damit bin ich zufrieden.*».

Wer seine Lebensplanung nicht überdenkt, kann nur schwer
Verantwortung für sein Zeitmanagement übernehmen.
Denn wer «verschwommen vor sich her trippelt», geht energieraubende Umwege, wird viele Enttäuschungen erleben
und Zeit verlieren. Darum ist eine bedachte Lebensplanung
sinnvoll.

Wie bereits im Abschnitt «Kaskade der Lebenswünsche»
(► Kap. 2.9) beschrieben, wird aus einem Rückblick und dem
Vorausblick auf die «Timeline» mit den Fernzielen erst
durch konkrete «To-do-Listen» das tägliche Pensum an Aktivitäten abgeleitet. Menschen, die kaum geplant arbeiten,
neigen manchmal dazu, in Zeitdruck zu kommen. Wenn zu
lange gewartet wurde, kann nicht mehr **agiert**, sondern nur
noch **reagiert** werden. Dieses wirkt sich für den Großteil der
Betroffenen als Stress aus, der bei rechtzeitiger Planung ver-
meidbar gewesen wäre. Je komplexer die Aufgabe ist, desto
mehr Zeit sollte in die Planung investiert werden.

Es gibt aber auch Menschen, die benötigen eine solche «Torschlusspanik». Erst wenn sie mit dem Rücken an der Wand stehen und der drohenden «Deadline» ins Angesicht schauen, entwickeln sie kreative Ideen und Sie wenden dabei unbewusst das Pareto-Prinzip an (▶ Kap. 6.4).

> **Praxistipp**
>
> Sollten Sie zu dieser Gattung Mensch gehören, machen Sie sich diesen Mechanismus bewusst. Möglicherweise erlangen Sie durch Beschäftigung mit dem Pareto-Prinzip mehr Gelassenheit.

8.2.6 3-Tages-Rückblick

Erst wenn Sie den nächsten Vorschlag einmal konsequent durchführen und dann Ihr Erstaunen bei der Auswertung erleben, erfassen sie die Tragweite der nachfolgenden Übung.

> **Übung 8: 3-Tages-Rückblick**
>
> Notieren Sie für die letzten drei typischen Arbeitstage, für welche Tätigkeiten Sie länger als 15 min benötigt haben. Kürzere Beschäftigungen lassen sich dabei zusammen addieren, z. B. täglich 20 min für diverse Anrufe.

Oftmals sind die Menschen, die diese Übung gründlich gemacht haben, überrascht, um wie viel Zeit sie sich täglich verschätzen – wie viel Zeit für «unnütze» Aktivitäten vergeben werden.

8.3   Zeit für sich

8.3.1 Buchen Sie Ihren «Termin mit mir selbst»

Tragen Sie in Ihren Kalender den wichtigen «**Termin mit mir selbst**» ein. Notieren Sie dafür alle die Dinge, die Ihnen gut tun. Vergleichen Sie dazu die Ergebnisse des Karriereplaners. Sie können einen solchen Termin auch bewusst für die im Vorfeld schon absehbaren harten Arbeitstage einplanen. Warum nicht direkt für 11 Uhr *«10 Minuten Kurzentspannung»* in Ihrem Kalender und auf Ihrer «To-do-Liste» einplanen? Auch das ist erfolgreiches Selbstmanagement!

Menschen, die Hemmungen haben, die Notiz «Termin mit mir selbst» einzutragen, können sich auch alternative Kürzel oder Personen überlegen.

60 Minuten mit mir

Eine pfiffige PDL plant imaginäre 60 Minutentermine für jeden Dienstag 17 Uhr ein. In ihrem Kalender, den ihre Sekretärin organisiert, ist für alle Dienstage ein Gesprächstermin mit einem Herrn Doktor Klöbner eingetragen. Somit ist dieser Termin geblockt und die Pflegedirektorin verlässt jeden Dienstag pünktlich ihren Arbeitsplatz und nutzt die ihr zustehende Freizeit für sich.

8.3.2 Schlafqualität und Aufstehritual

Natürlich muss der Mensch auch schlafen, aber diesen Ruhezustand können wir kürzer oder länger gestalten. Es kommt nur darauf an, wie Sie damit umgehen; ob Sie ihn gut einplanen und nutzen oder verschwenden. Manchmal ist weniger Schlaf sogar mehr. Der Schlafzyklus ist in Intervalle von ca. 90 min eingeteilt. Daher kann es sein, dass Sie wesentlich erholter sind, wenn Sie eine halbe Stunde früher als üblich aufstehen, weil Sie dann möglicherweise nicht aus einer Tiefschlafphase herausgerissen werden. Testen Sie mindestens eine Woche, ob Sie mit weniger Schlaf besser auskommen. Ihr Körper speichert den Schlaf nicht. Zuwenig Schlaf in der ersten Nacht kompensiert er mit tieferem Schlaf in der zweiten, nicht durch die Schlaflänge! Auch ein Minischlaf in der Mittagspause reduziert die Krankheitstage des Teams und das Herzinfarktrisiko um bis zu 30% (Engelmeyer 2009).

Gerade für Familienfrauen und -männer mit der Doppelrolle «Verdiener» und «Mutter/Vater» ist die Zeit am frühen Morgen oft die einzige Möglichkeit, sich ungestört mit sich selbst zu beschäftigen. Einige ritualisieren dieses Aufstehen mit einer anschließenden Meditation, genießen die Ruhe und stimmen sich so auf den anbrechenden Tag ein. Nehmen Sie jeden Morgen Kontakt mit Ihrem Inneren auf und stellen sich auf die «Highlights» dieses Tages ein.

Praxistipp

Wenn Sie Ihre «To-do-Liste» morgens betrachten, sehen Sie, ob dieser Tag stressig werden wird. Immer wenn Sie bei der Aufgabenverteilung zu selten «Nein» gesagt haben oder sich selbst zu wenig Pufferzeiten einräumen, steigt die Wahrscheinlichkeit des Stressempfindens. Umgekehrt senkt sich das zu erwartende Stresslevel, wenn Sie Ihre «To-do-Liste» für den anbrechenden Tag überprüfen und sich «Verschnaufpausen» oder durch eine bessere Ablauforganisation weniger Belastung einplanen.

8.4   Hinterfragen Sie auch die private Effizienz

8.4.1   Reduzieren Sie Ihre verschiedenen Lebensrollen

Schon seit Jahren wird in Seminaren zum Zeitmanagement gelehrt, dass Menschen nicht auf allen Hochzeiten tanzen sollten, sondern stattdessen empfohlen, ihre Energien auf bestimmte Lebensrollen zu konzentrieren. Diese Rollen stehen idealerweise mit den Lebenszielen im Einklang, da ansonsten die Gefahr von Zielkonflikten auftreten kann. Im Coaching erlebe ich es häufig, dass Klienten 15 und mehr Rollen besetzen. Hier ist Stress vorprogrammiert. Machen Sie einen Selbstcheck!

> **Übung 9: Lebensrollen**
>
> ▬ Welche Rollen besetzen Sie derzeit in Ihrem Leben?
> ▬ Welche Ihrer Rollen zehren die meiste Energie und Zeit?
> ▬ Welche Rollen lieben Sie und erhalten dadurch die meiste Energie?
> ▬ Was würde passieren, wenn Sie die belastenden Lebensrollen ablegen würden?

Ups, so viele Rollen

Die medizinische Fachangestellte Ute kommt nach ihrem Lebensrollencheck zum nachstehenden Ergebnis: Sie ist

▬ Medizinische Fachangestellte
▬ Erstkraft, d. h. sie hat in der Arztpraxis die Führung über die anderen Fachangestellten
▬ Ehefrau
▬ Tochter eines dementen Vaters

- Mutter von zwei Kindern
- Engagierte Umweltschützerin
- «Alphatier» in ihrem Freundinnenkreis «Golden Girls»
- Kassiererin im Vorstand des Nachbarschaftsvereins
- Elternbeirat der Realschule
- Vorstandsmitglied der Kirchengemeinde

Erst nachdem Ute sich bei dieser Übung Ihrer Rollen bewusst wurde und klar resümierte, dass Sie bei den Punkten 4, 8 und 10 viel mehr Energie investierte, als es ihr Freude machte – kam sie zu dem Ergebnis, andere Prioritäten in ihrem Leben setzen zu wollen.

Pro Woche sollte jeder Rolle wenigstens eine B-Aufgabe (▶ Kap. 6.5) gewidmet werden. Aus einer fundierten Analyse der Lebensrollenübung resultieren oft Veränderungen der weiteren Zielsetzungen. Unabhängig davon ist es empfehlenswert, einmal jährlich solche Rollen-Check-ups zu machen und den bis dato favorisierten Lebenszielplan zu überprüfen.

8.4.2 Genießen Sie «Nichts-Tun-Müssen»

Gerade Phasen von Nichtstun und «Tagträumen» sind für Wohlbefinden und Kreativität enorm wichtig. Das gedankenverlorene Sich-treiben-lassen hat demnach seine Berechtigung. Kreative Ideen entstehen häufig an den Orten, wo man nicht damit rechnet: morgens im Bett, auf der Toilette, beim Vor-sich-hinträumen auf dem Sofa, auf Reisen und auch in der Meditation. Bewegung ist ein Katalysator, der gute Ideen an die Oberfläche des Bewusstseins fördert. Darum kommen gute Einfälle bei Unternehmungen im Urlaub, beim Wandern oder beim Feiern mit anderen zutage.

Es macht also keinen Sinn, Ihren Tag minutiös zu verplanen. Zudem lautete die Vorgabe nur 70%, nicht 100% zu

verplanen (▶ Kap. 1.2.1). Würdigen Sie festgestellte Zeit-
räume des Nichtstuns als notwendig. Eleminieren Sie Un-
nützes oder Unbefriedigendes auch in der Freizeit.

8.4.3 Medien und Smartphone

Überprüfen Sie Ihren Medienkonsum. Schauen Sie bewusst
und achtsam Fernsehen und gehen Sie in ähnlicher Weise
ins Internet. Vermeiden Sie beiläufigen Medienkonsum im
Hintergrund.

Auch ungeplantes und zielloses Telefonieren kann Zeit
stehlen (▶ Kap. 1.6.2). Jeder nutzt das Telefon, aber die
wenigsten machen sich Gedanken zum effizienten Einsatz.
Bereiten Sie aus diesem Grund wichtige Telefongespräche
vor. Denn dadurch gelangen Sie schnell und ohne Um-
schweife an ihr Ziel (Engelmeyer 2009). Gegen Telefonpart-
ner, die nicht zum Ende kommen, hilft die Strategie, bereits
zu Gesprächsbeginn zu sagen, wie viel Zeit Sie sich für dieses
Telefonat nehmen möchten. Manchmal gelingt es und die
Partner kommen schneller zur Sache.

Checkliste Telefonverhalten

- ☐ Welche Person möchten Sie anrufen?
- ☐ Was möchten Sie erreichen?
- ☐ Welche Unterlagen benötigen Sie?
- ☐ Zu welcher Zeit rufen Sie diese Person am besten an?
- ☐ Welche Unterlagen benötigt ggf. mein Telefon-
  gesprächspartner von mir, um sich besser auf das
  Gespräch vorzubereiten?
- ☐ Mit welchen Argumenten muss ich rechnen?
- ☐ Welche Argumente entgegne ich darauf?
- ☐ Welche Einwände können erwartet werden?
- ☐ Wie könnte ich diese widerlegen?

Sinnvollerweise bietet es sich bereits während des Telefonats an, Zwischenergebnisse festzuhalten: «*Ich darf jetzt schon einmal festhalten…*». Bei Abschweifungen reagieren Sie mit Aussagen wie: «*Ich denke, wir sollten wieder zu unserem Thema zurückkommen!*».

❯❯ **Es gibt Menschen, die stehlen Ihnen am Telefon Zeit, hier sollten Sie klare Grenzen setzen, denn Sie haben nur diese Lebenszeit und bekommen diese auch nicht zurück.**

8.5 Reduzieren Sie Fremdbestimmung

Vielleicht stellen Sie bei Ihrer Analyse fest, dass andere über einen Großteil Ihrer Zeit bestimmen und Sie selbst darauf wenige Einflussmöglichkeiten haben. Aber es bleibt Ihnen unbenommen, die noch verbleibende Zeit möglichst sinnvoll und selbstbestimmt zu nutzen. Darüber hinaus können Sie versuchen, die Fremdbestimmung zu verringern:

- Legen Sie für bestimmte Gespräche feste Termine fest.
- Wechseln Sie sich mit Ihren Kollegen bei bestimmten Aufgaben ab.
- Überprüfen Sie alle Arbeitsabläufe, ob diese nicht veränderbar sind. Oft sind es nur Gewohnheiten, die sich eingeschlichen haben und durch kleine Änderungen effizienter gestalten lassen.

Leidiges Thema: Resturlaub

Ute ärgert sich als Führungskraft in der Arztpraxis schon seit Jahren über das Ansammeln von vielen Resturlaubstagen. Meistens summieren sich die noch zu gewährenden freien Tage im neuen Jahr gegen Ende des ersten Quartals. Obwohl diese Frühjahrszeit in der Praxis mit den höchsten Patientenzahlen des ganzen Jahres einhergeht, muss noch vielen Mitarbeiterinnen Urlaub aus dem Vorjahr gewährt werden.

Erst nach dem bewussten Rückblick auf diese Zusammen-
hänge fällt es ihr auf und Ute diskutiert den Sachverhalt bei
der nächsten Teamsitzung. Hier erläutert sie ihrem Team die
Problematik. Gemeinsam wird eine Lösung gefunden, rechtzeitiger die Urlaubsplanung des laufenden Jahres so umzusetzen, dass bis zum 31.12 keine alten Urlaubstage mehr
anfallen. Für das ganze Team verbessert sich das Zeitmanagement, weil nun in Zeiten der Hochsaison keine Personaleng-
pässe bestehen.

8.6   Aufschieben lohnt sich nicht

8.6.1 Auswirkungen des Lust-Schmerz-Prinzips

Viele Handlungen von Menschen werden entweder ausge-
übt, um Schmerz zu vermeiden oder um sich gut zu fühlen.
Dies ist uns meistens nicht bewusst. Stellen Sie sich vor, der
Geschäftsführer Ihrer Einrichtung spricht anlässlich einer
Mitarbeiterversammlung. Dabei äußert er eine Meinung, die
Sie selbst für «unsinnig» halten. Einerseits würden Sie gerne
öffentlich widersprechen, andererseits aber verhalten Sie
sich gemäß dem psychologischen Grundsatz des von Stefan
Frädrich beschriebenen «**Lust-Schmerz-Prinzips**» (Frädrich
2009) und schweigen lieber. Denn würden Sie in der Situation der Mitarbeiterversammlung dem Geschäftsführer
öffentlich widersprechen, so wäre der Ärger mit der Unter-
nehmensleitung vorprogrammiert.

Und warum treffen Sie sich abends mit Ihren Freunden?
Weil es Ihnen Spaß macht und Sie dadurch einen «Lustge-
winn» haben.

Damit sind die Vermeidung von «Schmerz» bzw. der
Gewinn von Lust die eigentliche Motivation für Ihr Handeln; das Unbewusste differenziert permanent:

- «Könnte es mir weh tun?» oder
- «Könnte es mir Spaß machen?» (a.a.O.).

Wenn sich Menschen vor Veränderungen eine Antwort auf obige Frage gegeben haben, tendieren viele dazu, dass zu erwartende «Anstrengende» möglichst lange hinauszuzögern. Dieses Phänomen wird in der Literatur humorvoll als «**Aufschieberitis**» bezeichnet. Es beschreibt Verhaltensweisen von Menschen, die unangenehme oder belastende Aufgaben (Steuererklärung, Aufräumen, Wegwerfen, Langzeitplanungen usw.) auf die lange Bank schieben. Damit soll das vermeintlich «Schmerzvolle» oder «Unangenehme» eine Weile verhindert werden. Stattdessen ist die Absicht, möglichst lange das Glück des «Untätigbleibens», zu bewahren, also «Lust» zu erleben.

Dieses Phänomen ist bemerkenswert, denn eigentlich ist es unangenehmer, eine beschwerliche Verpflichtung vor sich als hinter sich zu haben. Sind nicht die meisten Aufträge, wenn man sie begonnen hat, weit weniger anstrengend als gedacht? Und ist es nicht sogar ein erlösendes Gefühl, endlich am Ziel zu sein?

> **Praxistipp**
>
> Hinterfragen Sie sich: Welche Ihrer bisherigen Tätigkeiten erledigen Sie nicht so gerne und schieben diese vor sich her oder delegieren sie?

Menschen, die permanent Aufschieben, erleben so viel Druck, dass sie am Ende durch die knappe Zeit kaum noch Möglichkeiten sehen, die Angelegenheit vernünftig zu bewerkstelligen. Sie reagieren enttäuscht und büßen ihre Motivation ein. In Folge dessen wird auch die nächste Aufgabe verschoben, bis Sie definitiv unter Zeitdruck geraten. Stattdessen werden manchmal sogar längere Privatgespräche geführt, im Internet gesurft oder in der Kaffeeküche mit anderen geplaudert. Sofern dies gelegentlich vorkommt, ist es kein Problem – weil es zum Leben gehört – wird es aber bei Ihnen chronisch, so reduziert es Ihre zur Verfügung stehende Zeit beträchtlich. Überlegen Sie die Ursachen. Vielleicht macht Ihnen die aktuelle Tätigkeit keinen Spaß und Sie suchen nach Anregungen?

8.6.2   Zeitdiebe

Zeitdiebe kommen selten von außen, sondern sind innere Antreiber und Stressoren, weil wir sie selbst aufbauen und uns von ihnen unter Druck setzen lassen. Zu den inneren Antreibern zählen:

- **Perfektionismus**: (▶ Kap. 9.1),
- **«Please-me-Syndrom»**: Ich muss es allen Recht machen (▶ Top im Job: Nicht ärgern, ändern).
- **«Mutter-Theresa-Syndrom»**: Irgendjemand muss doch allen helfen. Geleitet werden Betroffene durch Selbstgespräche wie z. B.: *«Wenn es sonst keiner macht, dann muss ich es eben tun»*. Einerseits ethisch klasse und für jede Gemeinschaft notwendig. Aber manchmal wird über das Ziel hinaus geschossen und die Hilfsbereitschaft wird gnadenlos ausgenutzt (▶ Top im Job: Nicht ärgern, ändern).
- **Hang zur Schnelligkeit und Hetze**: Alles muss schnell erledigt werden. Betroffene können nicht warten. Sie haben kaum Zeit fürs Reden, geschweige denn zuzuhören.
- **Versagensängste**: die Betroffenen fühlen sich ständig bedroht und können nicht mehr genießen.

Halten Sie Rückblick auf die letzte Situation, in der Sie eine Sache unendlich weit nach hinten aufgeschoben haben.

Analysieren Sie die Gründe:

- Hatten Sie keine Lust?
- Hatten Sie Angst vor der Erledigung?
- Hemmten Sie Selbstgespräche wie: «*Das schaffst Du sowieso nicht!*»?
- Lähmte Sie Ihr Perfektionismus: «*Was passiert, wenn ich das nicht gut genug erledige und andere Fehler finden?*»?
- Sahen Sie keinen Sinn in der Aufgabe?
- Fehlten Ihnen wichtige Details und Informationen, um starten zu können?
- Benötigten Sie unbewusst den Druck, um die Terminsache endlich erledigen zu müssen?
- Haben Sie sich an das Aufschieben bereits so sehr gewöhnt, dass «Aufschieberitis» bei Ihnen «chronisch» geworden ist und Sie bislang immer damit durchgekommen sind?

Gehen Sie den Ursachen auf den Grund. Entkräften Sie negative Suggestionen, dass Sie es nicht schaffen würden, mit: «*Doch, ich packe das jetzt an und versuche es. Der Blick auf meine Timeline zeigt mir, dass ich schon ganz andere Dinge hinbekommen habe!*».

Und noch ein Tipp für «Aufschieber»:

❯ **Erledigen Sie all die Maßnahmen, die kaum Zeit und Energie kosten, sofort. Was weg ist, ist weg.**

Sollten größere Projekte anstehen, so werden diese in kompakte und überschaubare kleine Teilprojekte zerlegt und «Step by step» erledigt.

8.6.3   Nutzen Sie Startrituale

Erwarten Sie nicht, dass Sie von sich aus Antrieb entwickeln, sondern beginnen Sie das Projekt mit einem **Startritual**. Nachfolgend einige Tipps, die den Beginn erleichtern:

- Wählen Sie einen Zeitpunkt, an dem Sie besonders konzentriert und aufmerksam sind.
- Räumen Sie Ihren Arbeitsplatz vorher frei und legen Sie die Arbeitsmittel bereit.
- Stellen Sie sich noch einmal die erfolgreiche Zielerreichung mit allen Sinnen vor:
  - Was **hören** Sie dabei? Wortwahl, Ansprachen und Klang der Redner, wenn das Projekt fertig ist.
  - Was **sehen** Sie? Vollendung: fertiges Skript, Arbeitsablauf, feierliche Kleidung.
  - Was **fühlen** Sie? Erleichterung, Stolz, freudiges Kribbeln.
  - Was **riechen** Sie? Typische Düfte der Situation: festliches Parfüm.
  - Was **schmecken** Sie? Sekt, Remouladendipp auf den Schnittchen, die zum Empfang gereicht werden.
- Machen Sie sich den konkreten Nutzen, der Ihnen bei erfolgreicher Zielbewältigung anschließend zur Verfügung steht, bewusst.
- Starten Sie mit einem Schluck Ihres typischen Arbeitsgetränks wie Lieblingstee, sprudelndes Mineralwasser oder Kaffee.

8.6.4   Gönnen Sie sich etwas

Belohnen Sie sich bei Erreichung der ersten Teilziele und feiern Sie, wenn das Großprojekt bewältigt ist. Erfreuen Sie sich an Pausen und gönnen Sie sich dabei Ihre Zeit. Nach disziplinierten Arbeitsphasen haben Sie sich Ihre Pause redlich verdient.

> **Tun Sie sich selbst jeden Tag etwas Gutes, indem Sie Aktivitäten einplanen, die Ihnen Freude machen.**

Sprechen Sie dabei Ihre Sinne an.

- Wann gönnten Sie sich zum letzten Mal den Luxus, sich massieren zu lassen?
- In welcher Weise spüren Sie Ihren Körper beim Sport?
- Wann genossen Sie zum letzten Mal einen erfüllenden Theater-, Kabarett- oder Kinoabend?

Sollten Sie genügend finanzielle Ressourcen haben, so gönnen Sie sich für die Tätigkeiten, die Sie selbst nicht gerne übernehmen, entsprechende Dienstleister. Manche Klienten kamen im Coaching selbst auf die Idee und meinten: «Was soll ich meinen Kindern denn noch alles vererben?». Erst mit dieser Erkenntnis nutzten sie diverse Angebote, um weniger geliebte Tätigkeiten an Profis zu delegieren, wie z. B.

- Fensterputzer,
- Steuerberater,
- Gärtner,
- Kaufberater,
- Waschservice und Bügeldienst,
- Babysitter und
- Kinderanimation im Urlaub.

Pflegen Sie Ihre sozialen Netzwerke. Genießen Sie Ihr Leben und machen Sie Dinge mit anderen, die Ihnen Freude bereiten. Nutzen Sie dazu auch regelmäßige Auszeiten, in denen Sie nichts tun und Ihre Seele baumeln lassen. Gerade diese Passivität führt manchmal zu kreativen Einfällen (► Kap. 3.4.2).

» «Das meiste haben wir gewöhnlich in der Zeit getan, in der wir meinen, nichts getan zu haben».
(Marie von Ebner-Eschenbach)

8.7   Beziehungen und Netzwerke unterstützen

Manchmal geht ein geringes Selbstwertgefühl mit dem Gefühl von Einsamkeit einher. Tatsache ist, dass die Betroffenen in aller Regel eher wenige «wirkliche» Freunde haben, dagegen oft viele Bekannte, für die sie sich einsetzen. Ein Netz guter Freunde drückt sehr viel Wertschätzung aus und ist daher nur schwer mit einem schlechten Selbstwertgefühl vereinbar. Nutzen Sie diesen Zusammenhang, indem Sie bewusst und gezielt Ihr Kontaktnetz erweitern. Dazu gibt es unzählige Möglichkeiten: Reaktivieren Sie frühere Bekanntschaften, schließen Sie sich einem Verein an, besuchen Sie kulturelle und Themenveranstaltungen, wo Sie Gleichgesinnte erwarten können.

Der bekannte Spruch «*Das, was Sie geben, bekommen Sie mehrfach wieder zurück!*» hat gerade in der Netzwerkarbeit hohe Gültigkeit. Sie sollten aus diesem Grunde zuerst mit der Einstellung bei solchen Treffen auftauchen, anderen etwas geben zu wollen. Dadurch spüren andere, dass Sie nicht nur auf der Suche nach Vorteilen für sich selbst sind, sondern Ihre Ressourcen in Projekte von anderen investieren. Dies ist der Grundgedanke erfolgreicher Netzwerkarbeit. Zudem eröffnen sich die Chancen, Menschen kennenzulernen, an die Sie sonst kaum herankommen würden. Sobald wirkliches Interesse am Gegenüber vorhanden ist, wird es in vielen Fällen zum Selbstläufer. Einladungen zu Geburtstagen, Firmenfeiern können als Chance genutzt werden, mit Menschen ins Gespräch zu kommen.

Warten sinnvoll nutzen

Julia steht während der Weihnachtsfeier zufällig mit der Ressortleiterin der Abteilung Case-Management in der Schlange am Buffet und nutzt die Wartezeit für eine angeregte Kommunikation mit ihr (▶ Kap. 3.2.3). Die Leiterin wird auf

Julia aufmerksam und nimmt wahr, dass die, ihr bislang unbekannte Mitarbeiterin der Einrichtung großes Interesse am Case-Management hegt.

Positionieren Sie sich auf eine angenehme und sympathische Art und Weise, ohne gleich mit der Tür ins Haus zu fallen. Artikulieren Sie, was Sie in ferner Zukunft anstreben möchten. Senden Sie klare Botschaften zu Ihrer Kompetenz. Aber sagen Sie nur so viel, wie Sie müssen, um das zu bekommen, was Sie benötigen. Hier ist ein vorsichtiges Tarieren sinnvoll.

Wenn Sie anderen helfen, fühlen Sie sich selbst nicht nur wohl, sondern Ihnen werden in Zukunft auch andere helfen. Vier Augen sehen Aufgaben und Fragestellungen besser als zwei und je nach Größe des Netzwerks sehen 30 Augen noch mehr als vier.

Bevor Sie auf eine Betriebsveranstaltung, Abteilungsfeier oder sonstige Events gehen, an denen Personen teilnehmen werden, die für Ihre berufliche Entwicklung von Bedeutung sein könnten, sollten Sie sich vorbereiten. Einige machen sich sogar hinterher Notizen (z. B. auf Visitenkarten), wo man sich kennengelernt hat und was derjenige besonders mag oder ablehnt. Zum guten Ton gehört natürlich auch, sich für wichtige Informationen oder Kontakte über Netzwerkpartner zu bedanken. Hier sind kleine handgeschriebene Dankeskarten oft angemessener als E-Mails oder andere elektronische Kommunikationsmittel.

Fazit

Grundlage des Selbstmanagements ist ein erfolgreiches Zeitmanagement. Dinge, die viel Zeit kosten und aus denen wenig Positives hinsichtlich Ihrer Zielerreichung resultiert, sollten Sie reduzieren. Konzentrieren Sie sich sowohl im Berufs- als auch im Privatleben auf die wesentlichen Dinge! Verbessern Sie Ihre Arbeitseffizienz und genießen Sie die freie Zeit in vollen Zügen, planen Sie diese von vornherein mit ein.

Literatur

Engelmeyer E, Meier R (2009) Zeitmanagement. Gabal, Offenbach

Frädrich S (2009) Günter, der innere Schweinehund hat Erfolg.
    3. Aufl. Gabal, Offenbach

Quernheim (2017) Warten, aber richtig. Hogrefe, Bern

Rossi E, Nimmons D (2007) 20 Minuten Pause: Auf den Körper hören
    und Burnout verhindern. Junfermann, Paderborn

So delegieren Sie richtig

© Springer-Verlag GmbH Deutschland,
ein Teil von Springer Nature 2018
G. Quernheim, *Und jetzt Sie! – Selbst- und Zeitmanagement in Gesundheitsberufen (Top im Gesundheitsjob)*
https://doi.org/10.1007/978-3-662-57465-2_9

9.1 Vorteile der Delegation

Delegieren ist die Weitergabe einer Aufgabe an einen Mitarbeiter mit dem Ziel, sich selbst zu entlasten. Je mehr Sie auf der Karriereleiter nach oben steigen, desto mehr wird von Führungskräften erwartet, dass Sie delegieren und diese Tätigkeiten später kontrollieren. Beachten Sie bitte: Wer dauernd über dem Soll arbeitet, nagt nicht nur an seiner Gesundheit, sondern erlebt auch chronische Unzufriedenheit. Sie müssen nicht alles machen. Erfolgreiches Delegieren ist von den Kompetenzen der Kollegen und den Aufgaben abhängig.

Fragen Sie sich:

- Welche Aufgaben bei der Arbeit oder in Ihrer Freizeit müssen Sie wirklich selbst erledigen?
- Welche Tätigkeiten könnten andere besser oder leichter angehen?
- Was schaffen andere Teammitglieder vielleicht sogar schneller, billiger, einfacher, engagierter, effizienter als Sie?
- Sind Sie bereit zu delegieren – wollen Sie es wirklich?
- Haben Sie die Fähigkeit zu delegieren – können Sie es?

Fordern und fördern Sie Kollegen und Lernende.

- ▬ Bei jeder Delegation erläutern Sie zu Beginn die Aufgabe vollständig. Stellen Sie sich dafür individuell auf Ihr Gegenüber ein. Treffen Sie klare Aussagen.
- ▬ **Was** soll delegiert werden?
- ▬ **Wer** soll es tun?
- ▬ **Wie** soll es der Mitarbeiter tun?
- ▬ **Womit**?
- ▬ **Wann** soll es erledigt werden?
- ▬ **Welche** Risiken gibt es?
- ▬ **Wie** hoch ist die Wahrscheinlichkeit für ein bestimmtes Risiko?
- ▬ **Wie** groß wäre der mögliche Schaden?

Delegieren leicht gemacht

Teamleiterin Ute gibt einer Auszubildenden folgenden Auftrag:

- ▬ **Was/Wieso**: Der Materialwagen muss aufgefüllt werden.
- ▬ **Wer**: Lernende.
- ▬ **Wie**: Gemäß Checkliste «Materialwagen».
- ▬ **Womit**: Reservematerial aus dem Lager.
- ▬ **Wann**: Bis Dienstende, spätestens 16:00 Uhr.
- ▬ **Risiken**: Materialverwechslung möglich durch mangelnde Materialkenntnis.
- ▬ **Schaden**: Im «worst case» maximaler (letaler) Schaden am Patienten, wenn wichtiges Material fehlt!

Durch die klare Auftragserteilung reduzieren sich Nachfragen, Fehler und Missverständnisse.

9.1.1 Warum fällt Delegieren manchmal schwer?

Die Gründe, warum zu selten delegiert wird und stattdessen im Hinblick auf Arbeitsüberlastung geklagt wird, können vielfältig sein:

- Manche Kollegen scheuen sich zu delegieren, weil Sie ein «Nein» der Anderen befürchten. Sicherlich kann dieses ausgesprochen werden und dann ist es in Ordnung, wenn uns Kollegen ihre Grenzen rechtzeitig mitteilen und damit ihre gelingende Selbstfürsorge unter Beweis stellen. Sollte dem so sein und Sie haben keinen alternativen Mitarbeiter für eine Delegation, dann machen Sie eben weiter wie vorher und erledigen den Auftrag selbst.

- Andere empfinden das Erklären und Anleiten als zu aufwändig. Aber hier gilt wie für alle Ersteinweisungen, -anleitungen, -einarbeitungen: Die Anleitungszeit ist zumeist gut investiert, weil sie sich recht schnell amortisiert. Denn nicht nur am Tag der Anleitung, sondern in den Folgetagen, Wochen, Monaten und Jahren werden Sie zukünftig von dieser delegierten Tätigkeit entlastet. Zudem muss nicht jedes Mal erneut gefragt, diskutiert und genehmigt werden (Quernheim 2017).

- Es gibt Führungskräfte, die sich regelrecht unentbehrlich machen möchten, indem Sie dafür sorgen, dass ohne sie nichts funktioniert. Diese Führungshaltung kostet eine Menge Energie. Gute Führungskräfte erkennt man daran, dass ihr Laden auch läuft, wenn sie nicht da sind. Sie machen sich dadurch in keiner Weise überflüssig.

- Möglicherweise sind Sie selbst Delegationen gegenüber kritisch eingestellt, weil Sie glauben, Ihr Vorgesetzter sehe dies nicht so gerne. Auch hier ist eine gute Argumentation angebracht, zumal die Amortisation für sich spricht. Durch die Delegation an Kollegen erhalten Sie Freiräume, die Sie ggf. besser für das Unternehmen einsetzen könnten.

9.1.2 Weitere Vorteile professioneller Delegationen

Gerade Routineaufgaben sind dazu prädestiniert, an andere bevollmächtigt zu werden. Genauso zählen auch Aufgaben für sog. Spezialisten dazu. Wenn Sie die Ressourcen Ihrer Kollegen dabei nutzen, erzielen Sie doppelten Gewinn:

- Sie selbst werden durch die Delegation entlastet und
- Ihr Kollege freut sich möglicherweise über den Auftrag, weil er gerne in dieser Angelegenheit um Rat befragt wird und Ihre Anfrage ihn motiviert.

Auch Zusatzaufgaben (z. B. Mitarbeit in Arbeitsgruppen) lassen sich v. a. dann delegieren, wenn Sie selbst in der Vergangenheit häufig «ja» gesagt haben. Sollten Sie nun feststellen, dass Sie viel zu viele Rollen und Posten innehaben, so empfiehlt sich die nüchterne Auflistung der Zusatztätigkeiten mit dem Vermerk, welcher Stundenaufwand damit verbunden ist. Mit solch einer transparenten Aufzählung überzeugen Sie nicht nur Ihren Vorgesetzen und Ihr Team, sondern vielleicht auch den sich bislang erfolgreich davor drückenden Kollegen.

9.1.3 Perfektionisten

Halten Sie sich für unentbehrlich, machen Sie sich bitte bewusst, dass eine solche Einstellung von Ihnen lebenslang enormen Aufwand, Energie und Zeit erfordern wird. An Perfektionisten sei appelliert: auch andere können es lernen.

Denn oft wollen «Nichtdelegierer» sowohl die Aufgabe virtuos erledigen, als auch einen guten Eindruck hinterlassen. Damit verknüpfen sie ihr Selbstwertgefühl mit dem Erfolg der erledigten Aktivitäten. Je vollkommener die Arbeit ausgeführt wird, desto sicherer fühlen sich Perfektionisten.

Leider übersehen sie, dass dadurch oft viel Energie und Zeit mit den Details vergeudet werden. Zudem ignorieren Perfektionisten die hilfreichen Auswirkungen des Pareto-Prinzips (► Kap. 6.4). Missrät die Aufgabe, sinkt ihr Selbstwertgefühl und der Teufelskreis aus noch mehr Anstrengung beginnt. Stehen also Aufwand und Ergebnis von Perfektionisten wirklich in ökonomischer Relation? Nein! Stattdessen tauchen im Laufe der Zeit immer mehr Ineffizienz und Erfolglosigkeit auf.

> **Praxistipp**
>
> Fragen Sie «die Neuen», also die Lernenden und neuen Mitarbeiter in Ihrem Team nach Veränderungsvorschlägen, diese sind anfangs noch nicht so eingefahren und verfügen über unverbrauchte und innovative Ideen. Perfektionisten sollten dieses Potenzial nutzen.

Nur Mut auch einmal «unperfekt» zu sein. Damit verabschieden Sie sich von utopischen Erwartungen und großem Druck. Konzentrieren Sie sich auf das Wesentliche und rationalisieren und vereinfachen Sie. Und wenn Fehler passiert sind, stehen Sie dazu: «Nobody is perfect!».

Und wenn Ihre Vorgesetzte «Nein» zur gewünschten Delegation sagt? Dann macht es Sinn, sie von den Vorteilen der Delegation zu überzeugen. Schließlich hat der delegierende Mitarbeitende mehr Zeit für die wichtigen Aufgaben.

> Ehemalige Perfektionisten folgen dem Grundsatz:
> «So gut wie nötig!»

Erfolgreich «therapierte» Perfektionisten stellen sich die Frage: Was passiert wenn:

- Ich mich verspäte und fünf Minuten verzögert ankomme?
- Weniger aufgeräumt ist?
- Die Daten statt auf 2 Stellen hinter dem Komma gar nicht gerundet werden?

Die häufig zu erwartende Antwort: Nichts! Damit stellt sich dann die Frage, ob es sich langfristig lohnt, immer perfekte Arbeitsergebnisse abliefern zu wollen?

Fazit

Ihre Arbeitseffizienz können Sie dadurch erhöhen, dass Sie Tätigkeiten delegieren. Machen Sie auch Ihren Vorgesetzten klar, dass Sie durch Aufgaben(ver)teilung Zeit für andere Aufgaben gewinnen. Haben Sie nicht den Anspruch, alles perfekt zu machen – das schadet langfristig nur Ihrem Selbstvertrauen.

Literatur

Quernheim G (2017) Spielend anleiten und beraten 5. Aufl. Elsevier, München

So lernen Sie «Nein-Sagen»

© Springer-Verlag GmbH Deutschland,
ein Teil von Springer Nature 2018
G. Quernheim, *Und jetzt Sie! – Selbst- und Zeitmanagement in Gesundheitsberufen (Top im Gesundheitsjob)*
https://doi.org/10.1007/978-3-662-57465-2_10

«Brave Kinder» lernten früher, dass sich «Nein-Sagen» nicht *geziemt*. Stattdessen haben sie folgsam zu sein und das zu tun, was angeordnet wurde. Solche gelernten Verhaltensweisen nisten sich fest im Gehirn ein. Zudem ist die typische Pflegefachfrau oder Angestellte einer Praxis «immer hilfsbereit und freundlich». Da passt doch ein Nein überhaupt nicht zum Image? Außerdem ist es auch ein schönes Gefühl, gebraucht zu werden. Menschen möchten geliebt und gemocht werden. Viele denken, dass sie sich durch ein klares Nein unbeliebt machen und andere enttäuschen.

10.1 Setzen Sie anderen Grenzen

Wir arbeiten alle im Teamberuf und sollten deswegen kompromissfreudig sein. Wenn aber Dienstplanungen darauf basieren, dass Mitarbeitende permanent Überstunden leisten müssen, macht es nicht nur aus Gründen des Eigenschutzes Sinn, diesem Einhalt zu gebieten. Nein-Sagen ist eine der größten Herausforderungen unserer Zeit. Würden Träger und Geschäftsführer selbst Nein zu exorbitantem Profitdenken sagen, wäre das Dilemma vieler Gesundheitsberufe verschwunden. Denn wer Nein sagt, setzt anderen Grenzen und übt dadurch eine gewisse Macht über sie aus. Lehnen Sie Ansprüche und Erwartungen anderer ab, die Sie nicht erfüllen können oder wollen, insbesondere bei unangemessenen und zusätzlichen Aufgaben. Die folgenden Tipps sollen Sie ermutigen:

- Beenden Sie aktiv Gespräche (z. B. Telefonate), die Sie sonst nur aus Höflichkeit fortführen würden.
- Weisen Sie unsachliche Kritik, einen herablassenden Ton und ungeduldige Unterbrechungen strikt zurück.
- Zeigen Sie Ruhestörern und Vordränglern Schranken auf.
- Weichen Sie nicht als erste aus, wenn Ihnen jemand entgegenkommt.
- Gehen Sie als erste durch Aufzug- und Eingangstüren
- Beschweren Sie sich im Restaurant über Unzulänglichkeiten von Speisen, Getränken oder Service.
- Wenn es Ihnen zu laut zugeht, teilen Sie Kollegen oder Nachbarn Ihren Wunsch nach Ruhe mit.

10.2   So sagen Sie selbstbewusst: «Nein»

Vielleicht fällt Ihnen ein «Nein« leichter, wenn Sie es begründen und dabei gleichzeitig das Anliegen des Bittenden wertschätzen und sich für das in Ihre Person gesetzte Vertrauen danken?

Sagen Sie nicht sofort «Ja», sondern erbitten Sie sich Bedenkzeit. Lassen Sie sich nicht überrumpeln, sondern wägen Sie die Vor- und Nachteile in Ruhe ab. **Sagen Sie eingeschränkt «Ja,**

1. bis zu einem anderen Zeitpunkt,
2. in anderer Vorgehensweise,
3. nicht alles,
4. nicht alles allein,
5. nur, wenn etwas zurückkommt».

Kannst du dieses Wochenende einspringen

Julia wird gefragt, ob sie am Wochenende einspringen könne. Gemäß obigen Aussagen ergeben sich folgende Antwortmöglichkeiten:

1. Ja, aber nicht an diesem Wochenende.
2. Ja, aber nur Spätdienst am Samstag.
3. Ja, aber nur, wenn ich dafür an meinem regulären Dienstwochenende frei habe, weil ich diesen Termin gerne tauschen möchte.
4. Ja, aber nur wenn ich im Spätdienst nicht alleine bin.
5. Ja, aber nur wenn ich dafür xy bekomme.

Wenn Sie nicht wollen, sagen Sie «Nein» ggf. mit Erklärung/ Begründung. Sie brauchen sich nicht zu entschuldigen! Aber rechnen Sie mit Überraschung bzw. Enttäuschung der «Bittsteller»: Anschreien, schlechtes Gewissen einreden, traurig sein oder Appellieren an das Pflichtgefühl sind mögliche Reaktionen.

Nein, kann ich nicht!

Jahrelang hat Jenny immer «Ja» gesagt. Ihr Stationsleiter ist sehr verwundert, als sie seine heutige Bitte zum Einspringen am Wochenende ablehnt. Ihm ist diese Verwunderung auch zuzugestehen, denn er wird sich an die neue ungewohnte Situation gewöhnen müssen.

Trauen Sie sich «Nein» zu sagen, und vermeiden Sie dabei relativierende Ausdrücke wie «eigentlich» oder «lieber nicht». Sagen Sie klar und deutlich «Nein, das möchte ich nicht». Ungeübte Nein-Sager begründen, warum sie jetzt absagen und bieten damit ihrem Gegenüber eine Angriffsfläche.

Ein «Nein» spart Ihnen sehr viel Energie: Freuen Sie sich, dass Sie mit der eingesparten Zeit endlich das tun können, was Sie wollen. Wenn Ihnen das Nein-Sagen schwer fällt, machen Sie sich unbedingt klar, dass Ausgenutzt-werden nicht die Grundlage für Anerkennung und Zuneigung sein darf.

> **Sie wollen nicht gemocht werden, weil man Sie ausnutzen kann – Sie wollen Respekt!**

■ **Manchmal hilft auch die «Ja – Nein – Ja»-Strategie**

Orientieren Sie sich dabei an drei einfachen aber wichtigen Punkten:

1. Das «Ja» bekennt sich zu den eigenen Bedürfnissen und erklärt, warum ein Nein notwendig ist.
   Fragen Sie sich: Was möchten Sie mit dem Nein schützen?
2. Äußern Sie ein klares Nein.
3. Das zweite «Ja» hat Brückenfunktion und wird Ihnen am folgenden Beispiel erläutert.

«Ja-Nein-Ja»-Strategie

Ute muss auf Intensiv ständig Überstunden machen. Ihre Familie leidet. Lange hat sie es erduldet. Bei erneuter Anfrage sagt Ute: *«Ja, ich vernachlässige meine Familie. Mir liegt daran, mehr Zeit mit meinen Kindern zu verbringen. Nein, ich kann nicht erneut einspringen und meine 200 Überstunden weiter vermehren. Ja, ich möchte gerne mit Ihnen ein Grundlagengespräch führen, um auch die Interessen der Station und der Klinik zu berücksichtigen.».*

Und noch ein Tipp, wenn Sie mit einem Nein konfrontiert werden: Nehmen Sie es nicht persönlich. Sie entscheiden, ob und von wem sie sich ärgern lassen.

Fazit

Nein-Sagen und Grenzen setzen sind unverzichtbar für ein erfolgreiches Selbstmanagement. Beides lässt sich tagtäglich «im Kleinen» trainieren. Bedenken Sie immer, dass Sie nicht geliebt werden müssen – es ist völlig ausreichend, respektiert zu werden.

Ohne Organisation kein Selbstmanagement

© Springer-Verlag GmbH Deutschland,
ein Teil von Springer Nature 2018
G. Quernheim, *Und jetzt Sie! – Selbst- und Zeitmanagement in Gesundheitsberufen (Top im Gesundheitsjob)*
https://doi.org/10.1007/978-3-662-57465-2_11

Zu einem erfolgreichen Selbstmanagement gehört, Ordnung und Organisation einzuhalten. Ihren Kernaufgaben gehen Sie gewöhnlich an Ihrem Arbeitsplatz, also in Stationszimmer, Büro, Untersuchungszimmer usw. nach. Weil alle Arbeitsmittel in richtiger Güte und Ausstattung vorhanden sind, sollte es Ihnen hier Spaß machen zu arbeiten. Doch wie sieht es oft in der Realität aus? Wie häufig kommt es vor, dass Sie wichtige Unterlagen oder Utensilien suchen?

Auf Arbeitsflächen und Schreibtischen liegen an vielen Stellen Berge und Haufen von Papieren usw. Bücher und Prospekte blockieren die freien Arbeitsplätze und auch in den Schränken verhindern undurchschaubare Ordnersystematiken das schnelle Auffinden von gesuchten Inhalten. Durch dieses Chaos sind Ablenkung und Zeitverluste vorprogrammiert und Sie erleben einen zusätzlichen inneren Druck, die Sache X und die Sache Y, die Ihnen beim Suchen gerade in die Hände fallen, auch noch zu erledigen.

… Immer diese Ablenkungen …

Physiotherapeut Kostas wollte heute eigentlich die Abrechnung für die Krankenkassen erledigen. Doch weil in seinem Büro an vielen Stellen ausgeschnittene Zeitungsartikel,

begonnene Entwürfe für neue Werbeflyer und im PC ein Chat-
programm im Hintergrund läuft, verschiebt er den wirklichen
Beginn der geplanten Abrechnung immer weiter nach hinten.
Auf einmal ist Feierabend und er geht mit einem schlechten
Gefühl nach Hause.

Dabei ist es gar nicht so schwierig:
1. Grundlegende Ordnung machen,
2. passende Ordnungsmethodik anlegen und
3. diese dauerhaft einhalten!

Beste Voraussetzungen schaffen Sie durch eine gut geplante
Aufräumaktion. Dafür sollten Sie zwei bis drei Stunden einplanen. Wenn Sie weniger Zeit haben, arbeiten Sie sich
stückweise vor: z. B. heute nur alles, was im Schrank links
von der Tür aufbewahrt wird. Morgen alles, was sich im
Schreibtisch befindet usw. Besorgen Sie sich Kartons und
Müllsäcke.
    Für ein gelingendes Ordnungsmanagement beachten Sie
die nachfolgenden Umsetzungshinweise:

- Alles nehmen Sie heute nur einmal in die Hand und
  entscheiden dann, ob Sie es sinnvoll an einem anderen
  Ort aufbewahren oder wegwerfen.
- Finden Sie z. B. Schriftstücke, die Sie noch nicht gelesen haben und später nicht noch einmal verwenden
  werden, so entsorgen Sie diese direkt.
- Orientieren Sie sich an der Zeitmarke sechs Monate:
  Alles was Sie in den letzten sechs Monaten **nicht** verwendet haben, fliegt weg!
- Sollte es hingegen kostbar sein oder einen hohen
  ideellen Wert für Sie oder Kollegen/Familie haben,
  überdenken Sie das Wegwerfen.
- Kommen Sie zur Entscheidung, dass Sie manche
  Skripte und Papiere möglicherweise später brauchen,
  so sollten Sie ein anderes **Ablagesystem** gestalten.

Dazu bietet der Markt vielfältige Gestaltungsweisen: Hängeregistratur, Ordner, Wiedervorlagemappen, Stehsammler. Zusätzlich sollten Sie ein effizientes E-Mail-System nutzen.

- Sollte Ihnen die Entscheidung, etwas wegzuwerfen schwer fallen, so dient Ihnen die «3-Monats-Kiste». Da hinein legen Sie alles, bei dem Sie sich nicht sicher sind, ob Sie es nicht vielleicht doch noch brauchen können. Der Inhalt dieser Kiste wird von Ihnen nach 12 Wochen konsequent weggeworfen oder verschenkt oder – sofern er gebraucht wurde – an einem anderen Ort aufbewahrt.

- Haben Sie sich für eine neue Ordnungsstruktur von Schreibtisch, Ablagen, Ordnerverzeichnissen usw. entschieden, so sollten Sie diese Neuerung mindestens vier Wochen durchhalten. Kalkulieren Sie am Ende Ihrer Dienstschicht oder Ihres Arbeitstags fünf Minuten ein, um liegen gebliebene Utensilien am gleichen Tag zu sortieren, priorisieren, wegzuwerfen oder abzuheften. Vermerken Sie diesen Punkt auf Ihrer täglichen «To-do-Liste».

- Zur Entrümpelung gehören sinnvollerweise auch: Nebenräume, Computerfestplatten, Regale, Kofferraum, Handschuhfach und ggf. Ihre Handtasche. Beherzigen Sie dabei den Grundsatz: Für jedes neues Produkt, was in Ihren Haushalt kommt, wird ein Gegenstand entfernt, verschenkt, gespendet oder verworfen.

Fazit

In dem Spruch «Ordnung ist das halbe Leben» steckt auch für Ihr Management viel Wahres. Bedenken Sie, wie viel Zeit Sie sparen können, wenn Sie keine Zeit mit dem Suchen vergeuden. Versuchen Sie die organisatorischen Ratschläge dieses Kapitels zu beherzigen.

Wissensmanagement

© Springer-Verlag GmbH Deutschland,
ein Teil von Springer Nature 2018
G. Quernheim, *Und jetzt Sie! – Selbst- und Zeitmanagement in Gesundheitsberufen (Top im Gesundheitsjob)*
https://doi.org/10.1007/978-3-662-57465-2_12

In unserer Gesellschaft und v. a. im Gesundheitswesen hat Wissen eine geringe «Halbwertzeit». Das bedeutet, dass sich wissenschaftliche Erkenntnisse in kurzer Zeit verändern. Manche Einrichtungen entwickelten z. B. Pflegestandards und schreiben diese für ihre Mitarbeitenden verbindlich vor. Diese Standards orientieren sich in der Regel an den aktuellen Erkenntnissen der Pflegewissenschaft und werden regelmäßig aktualisiert. Wenige Häuser, Heime und Praxen verzichteten bislang auf entsprechende verbindliche Vorgaben. Hier handelt die jeweilige Fachkraft selbst verantwortlich.

Wenn früher z. B. die intramuskuläre Injektion in den oberen äußeren Quadranten in Lehrbüchern zu finden war, weiß man heute, dass diese Injektionsmethode als grob fahrlässig gilt und dem Anwender möglicherweise sogar Versicherungsschutz einer Berufshaftpflichtversicherung verwehrt wird.

Eigenverantwortlichkeit

Pflegefachfrau Kerstin erlernte diese Spritzentechnik während ihrer Ausbildung in den 1980er Jahren. Nachdem sie letzte Woche im Altenheim eine Bewohnerin gemäß dieser Methode injizierte, trat ein Spritzenschaden auf. Das Urteil im Namen des Volkes erging folgendermaßen:

Sie wurde zur Zahlung von:

- ▬ Schmerzensgeld,
- ▬ Kosten für Elektrorollstuhl,
- ▬ Mehrkosten aufgrund höherer Pflegestufe usw. verurteilt.

Die Betriebshaftpflichtversicherung überlegte sogar, ob aufgrund grober Fahrlässigkeit keine Kostenübernahme geleistet wird. Diese Methode gilt seit 30 Jahren als nicht mehr zeitgemäß. Über diesen Sachverhalt hätte sich Pflegerin Kerstin auch nach ihrer Ausbildung selbst informieren müssen.
Die Pflegerin hätte erkennen müssen, dass z. B. nur noch die Methoden nach Hochstätter, Lanz-Wachsmuth oder Sachtleben vor Gericht als zulässig akzeptiert werden.

12.1   Warum muss ich mich fortbilden?

Unter rechtlichen Aspekten hat jeder Patient Anspruch auf eine Pflege und Behandlung nach aktuellem Stand der medizinischen und pflegerischen Wissenschaft. Kommt es zu straf- bzw. zivilrechtlichen Auseinandersetzungen und liegen keine Standards für den zutreffenden Pflegebereich und die Tätigkeiten vor, so wird von Seiten der Anklage jeweils auf den aktuellen Stand der Technik und Wissenschaft zurückgegriffen, der sich aus umfangreichen Veröffentlichungen ableiten lässt. Im obigen Beispiel gilt die Anwendung der Quadrantenmethode als Kunstfehler.

Manche Mitarbeitende der Gesundheitsfachberufe wissen nicht, dass sie verpflichtet sind, sich selbst auf dem Laufenden zu halten.

» Der Patientenanspruch auf eine sichere Versorgung nach den aktuellen Erkenntnissen der Wissenschaft ist stets zu gewährleisten. Dabei entspricht es der rechtlichen Verpflichtung, sich über neue Erkenntnisse bis zur Grenze des Zumutbaren fortzubilden. (NJW 1979 S. 582, Bezug auf BGH, Vers.R 1975)

Für die Angehörigen der Pflegeberufe ergeben sich noch weitere Verpflichtungen. So fordert die Rahmenberufsordnung des Deutschen Pflegerates vom 18.05.2004 in den §§ 2 I und 3, 6 sowie in den bisherigen Berufsordnungen der Bundesländer Hamburg, Bremen und des Saarlands eine Verpflichtung zur Fortbildung. Einige Ländergesetze regeln die Fortbildungspflicht. So verpflichtet beispielsweise § 24 des Niedersächsischen Gesundheitsfachberufegesetzes die Pflegenden, sich so fortzubilden, dass sie mit der beruflichen Entwicklung soweit Schritt halten, wie dies für eine sichere und wirksame berufliche Leistung erforderlich ist.

- **Pflegekammer**

1903 wurden in den USA und 1916 in Großbritannien erste Pflegekammern gegründet. Dort, und in skandinavischen Ländern wird die Berufserlaubnis nur für eine gewisse Zeit erteilt. Die Pflegenden, die anschließend weiter im Beruf arbeiten möchten, sind verpflichtet, dafür Fort- und Weiterbildungen nachzuweisen. Erst danach wird die Berufserlaubnis verlängert.

Diese Pflegekammern positionieren sich deutlich zur Fortbildungsverpflichtung. Das Heilberufsgesetz Rheinland-Pfalz regelt z. B. im § 3 die Aufgaben der Kammern. Dazu gehört es, die berufliche Fort- und Weiterbildung der Kammermitglieder zu regeln und zu fördern, die Belange der Qualitätssicherung wahrzunehmen sowie die Mitwirkung der Kammermitglieder an der Sicherung der Qualität ihrer beruflichen Leistungen zu regeln. Pflegekammern erfassen die Daten über die Nachweise von Fort- und Weiterbildung und gewährleisten damit auch die Sicherheit der Bevölkerung.

● **Verbindlichkeit der Expertenstandards**

Zu den Sorgfaltspflichten von Pflegenden gehört das Wissen um aktuelle Expertenstandards und pflegerische Leitlinien. Selbst wenn Ihr Examen schon Jahre zurück liegt und Ihre Pflegeeinrichtung keinerlei Fortbildungen anbietet, sind Sie verpflichtet, die aktualisierten Leitlinien und Expertenstandards (https://pflegeleitlinien.zqp.de/) nicht nur zu kennen, sondern auch umzusetzen. Bevor diese verbindlich verabschiedet werden, hat jeder Interessierte die Möglichkeit, dazu seine Rückmeldungen beim Deutschen Netzwerk für Qualitätsentwicklung in der Pflege einzureichen (https://www.dnqp.de).

Diese Leitlinien haben eine rechtliche Relevanz, da sie für richterliche Entscheidungen herangezogen werden können. Die Expertenstandards, die laut § 113a SGB XI von den Vertragsparteien in Auftrag gegeben und verabschiedet werden, müssen im Bundesanzeiger veröffentlicht werden und sind dann für alle Pflegeeinrichtungen unmittelbar gesetzlich verbindlich. Somit dürfen die Pflegekassen Versorgungsverträge nur mit den Pflegeeinrichtungen abschließen, die sich verpflichten, die Expertenstandards nach § 113a SGB anzuwenden.

In einer Pflegefachzeitschrift wurde der Fall aus einem Pflegeheim berichtet: Ein Bewohner erleidet darin einen Dekubitus, weil nach Ansicht seiner Angehörigen der Expertenstandard und die Richtlinien der Prophylaxe nicht eingehalten wurden. Daraufhin ruft ein Angehöriger die Polizei, die wiederum die gesamte Pflegedokumentation zur Beweissicherung beschlagnahmt (Oberhauser 2013).

12.2   Aktuelles Wissen – aber woher?

Prinzipiell stehen Ihnen vielfältige Quellen und Möglichkeiten zur Verfügung, an neue Informationen heranzukommen. Die nachfolgenden Beispiele zeigen einige davon auf.

12.2.1 Gedrucktes Wort

Fachzeitschriften

Ein Abonnement sichert die regelmäßige und dauerhafte Lieferung des Magazins. Fachzeitschriften gibt es für fast alle Berufsgruppen und diese unterteilen sich dabei nach Interessensgebieten. So bleibt gewährleistet, dass Sie Monat für Monat über die aktuellen Trends informiert werden. Achten Sie auf den Verlag, der dahinter steht. Manchmal handelt es sich um Fachverlage, die ein großes Knowhow bezüglich der Berufsgruppen im Gesundheitswesen haben. Oft sind es aber auch reine Marketingverlage, die den «Anschein einer Fachzeitschrift» erwecken, in Wahrheit aber eine Werbeplattform für die unterschiedlichsten Produkte sind.

- **Peer Review**

Einige wissenschaftliche Zeitschriften haben einen Beirat mit bekannten Pflegeexperten besetzt und prüfen alle eingehenden Artikel im Sinne von Qualitätssicherung. Mehrere Fachexperten lesen das anonymisierte Manuskript kritisch und machen danach eine Aussage zur Güte des Artikels. Nur wenn die Reviewer den Inhalten zustimmen, wird der Entwurf von der Zeitschrift angenommen und veröffentlicht.

Fachbücher

Monografien (Veröffentlichungen eines Autors), Lehrbücher (meistens mehrere Autoren) oder Sammelbände eines Herausgebers bieten berufsspezifische Wissensthemen an.

Nutzen Sie das Internet und blättern Sie online das Inhaltsverzeichnis und Stichwortverzeichnis durch. Große Anbieter wie Amazon.de oder Googlebooks bieten Ihnen diesen Service kostenlos an, aber auch jede kleine Buchhandlung vor Ort liefert Ihnen das ausgewählte Buch meist schon am nächsten Tag. Unterstützen Sie den regionalen Fachhandel in Ihrem Umkreis.

Für die Kollegen, die allerdings lieber im «echten» Buch blättern möchten, bieten sich große Fachbuchhandlungen an. Dort existieren ganze Abteilungen zu Pflege und Medizin und es kann umfangreich gestöbert werden. Ansonsten werden in vielen Buchhandlungen auch Bücher zur Ansicht bestellt, sodass man sich vor einem Kauf informieren kann.

Eine wichtige Frage bezieht sich auf die Autoren: Ist es eine Persönlichkeit, die eine entsprechende Reputation besitzt und durch andere Veröffentlichungen einen «guten» Ruf besitzt?

Wie alt ist die Veröffentlichung? Wenn Sie das Stichwortverzeichnis sichten und aktuelle, für Sie wichtige Schlagworte vermissen, sollten Sie Ihre Investition überdenken. Nur wenn Ihre Fragen, die Sie **vor** dem Kauf des Buches haben, durch die Sichtung des Inhaltsverzeichnisses beantwortet werden, lohnt der finanzielle Einsatz. Auch bei Fachbüchern sollten Sie einen Blick auf den Verlag und seine Webseite werfen. Denn mit dem Lektorat oder Fachbeirat werden die Manuskripte auch auf Stimmigkeit und Richtigkeit geprüft. Es besteht die Gefahr, dass allgemeine Verlage, die keine Fachpersonen aus dem Gesundheitswesen im Lektorat angestellt haben, Bücher herausgeben, die angemessener Praktikabilität und Fachwissen entbehren.

- **Tipps für Lesemuffel**

Wenn jemand *«nicht so gerne liest»,* hat er möglicherweise in der Vergangenheit noch kein spannendes und interessantes Fachbuch, keinen fesselnden Roman oder gut recherchierte

Dokumentation gelesen. Aber das liegt nicht prinzipiell an Büchern oder Fachartikeln, sondern nur am «falschen Lesestoff».

Lesemuffel könnten sich durch eine entsprechende Zielsetzung in kleinen Schritten dem neuen Gebiet annähern und sich durch gute Fragestellungen ihrer Neugier bewusst werden.

> **Praxistipp**
>
> Fragen Sie Freunde und Kollegen, mit denen Sie auf einer Wellenlänge liegen, nach Leseempfehlungen.

Bibliotheken und Datenbanken

Sowohl in Ihrer Stadtbibliothek vor Ort oder in größeren Landeszentralbibliotheken besteht die Möglichkeit, sich Bücher auszuleihen (Fernleihe!) und zu sichten. So erhalten Sie fast jedes bisher erschienene Buch innerhalb weniger Tage. Die Ausleihfrist beträgt vier Wochen und kann oftmals auf bis zu 12 Wochen verlängert werden. Hin und wieder bemerkt man nach der Ausleihe, dass die eigene Anschaffung lohnt und bestellt sich dann die aktuellste Version in einer Buchhandlung.

Datenbanken bieten die Möglichkeit, Artikel und Veröffentlichungen zu einem Thema systematisch zu suchen. Die oben erwähnten großen Bibliotheken bieten regelmäßige kostenlose Schulungen an, um den Umgang mit Datenbanken (Suchabfragen, Schlagworte, Abstracts, Bestellungen usw.) zu trainieren. Unter http://www.pflegewiki.de finden Sie eine aktualisierte Übersicht der geläufigen Datenbanken für den Sektor Gesundheitswesen und Pflege. Über diverse Webseiten gelangen Sie zu den entsprechenden relevanten Datenbanken z.B. https://www.ncbi.nlm.nih.gov/pubmed/.

Expertenstandards und Leitlinien

Das Deutsche Netzwerk für Qualitätsentwicklung in der Pflege (DNQP) hat seit dem Jahr 2000 viele **Expertenstandards** für die Pflegeberufe entwickelt und veröffentlicht. Hier finden Sie z. B. Orientierung in Fragen von

- Dekubitusprophylaxe,
- Entlassungsmanagement,
- Schmerzmanagement bei akuten und chronischen Schmerzen,
- Sturzprophylaxe,
- Förderung der Harnkontinenz in der Pflege,
- Pflege von Menschen mit chronischen Wunden,
- Ernährungsmanagement,
- Förderung der physiologischen Geburt,
- Beziehungsgestaltung in der Pflege von Menschen mit Demenz,
- sowie Hinweise zum Expertenstandard Erhaltung und Förderung der Mobilität.

Weitere Themen sind in Bearbeitung. Welche Verpflichtungen sich für Sie selbst durch diese Standards ableiten, wird in ▶ Abschn. 3.1 erläutert.

Medizinisch orientiertere Themen werden in den AWMF-Leitlinien dargestellt (http://www.awmf.org), dort finden Sie wissenschaftlich begründete Leitlinien zur Diagnostik und Therapie.

12.2.2 Gesprochenes Wort

Fortbildungsbesuche

Auf Fortbildungen werden aktuelle Themen in Referaten, bei Kongressen und Workshops oder Seminarreihen vertieft und aktualisiert. Diese fördern die Handlungskompetenz der Teilnehmer.

Weiterbildungsmaßnahmen

Zur längerfristigen Erweiterung und Aktualisierung der Qualifikation dienen Weiterbildungsmaßnahmen. Sie führen mit einem Zertifikat oder einer Prüfung zu einem Abschluss. Vor Beginn wird häufig eine 2-jährige Praxiserfahrung vorausgesetzt. Die Kurse differenzieren sich in funktionsbezogene und arbeitsfeldbezogene Weiterbildungen.

▪▪ Funktionsbezogen

Hier werden Angestellte für Führungs- bzw. Leitungsaufgaben (z. B. Stationsleitung, Management) und pädagogische Aufgaben (Praxisanleiter) befähigt.

▪▪ Arbeitsfeldbezogen

Diese orientieren sich am Bedarf der Klienten in den unterschiedlichsten Lebensphasen bzw. Lebenssituationen (z. B. Intermediate Care Pflege, Notfallpflege, Endoskopie, Intensiv- und Anästhesie, Nephrologie, Onkologie, Operationsdienst, Pädiatrische Intensiv- und Anästhesiepflege, Psychiatrie/Psychosomatik. Manche Lehrgänge führen zu einer weiteren beruflichen Spezialisierung (z. B. Parkinson-Nurse oder Stoma-Therapeut).

12.2.3 Studium

Hochschulen bieten auf verschiedenen Niveaustufen Bachelor-, Diplom-, Master- und Promotionsabschlüsse an. Im Zuge der Internationalisierung zählt Deutschland zu den wenigen Ländern, in denen die Pflegeausbildung nicht vollständig an Universitäten bzw. Fachhochschulen angeboten wird. Es ist davon auszugehen, dass durch den Bologna-Prozess die alten Diplomabschlüsse in der nächsten Zeit verschwinden werden.

Seit einigen Jahren befinden wir uns im Umbruch und viele Bachelor- und Master-Absolventen der Hochschulen sind auf dem Arbeitsmarkt.

… Vielleicht doch noch Studieren …

Jenny dachte immer, dass sie mit ihrem Pflegeexamen bis zu ihrer Pensionierung arbeiten könne. Jetzt stellt sie fest, dass sich immer mehr Bachelor-Absolventen mit ihr um die attraktiven freien Stellen bewerben. Sie merkt, dass eine neue Perspektive in ihrer Lebenszielplanung (▶ Kap. 2.9) dazugekommen ist und überlegt, ob sie mittelfristig eine akademische Zusatzqualifikation anstrebt.

Üblicherweise ist das (Fach)abitur Voraussetzung, um ein Studium beginnen zu können. Oft besteht allerdings die Möglichkeit, ohne (Fach)abitur einen solchen Studiengang zu belegen. Die meisten Universitäten fordern als Zugangsvoraussetzung einen Ausbildungsabschluss in einem Pflegeberuf und zusätzlich einige Jahre Berufserfahrung. Es werden sog. Zugangsprüfungen oder ein Probestudium angeboten. Die Studienmöglichkeiten sind dabei variabel und unterscheiden sich in:

- **Präsenzstudium**:
  Vollzeitstudium an der Universität: hier ist eine weitere Berufstätigkeit an Wochenenden und in präsenzfreien Zeiten möglich.
- **Berufsbegleitendes Studium**:
  Dabei gibt es kürzere Präsenzphasen, die sich langfristig in der Dienstplanung berücksichtigen lassen.
- **Fernstudium**:
  Ermöglicht das Arbeiten von Zuhause aus. Beim «Learning on demand» kommen interaktive und vertonte Lernprogramme zum Einsatz. Die Dozenten stehen regelmäßig online zur Verfügung. Meist ist nur die abschließende «Vor-Ort-Anwesenheit» bei den Prüfungsleistungen erforderlich.

12.2.4 Pflegeakademiker arbeiten auch am Bett

Die Nachfrage nach akademisch Pflegenden ist stark angestiegen. Anstellungsmöglichkeiten liegen bei Stabstellen in Kliniken und Heimen, in der innerbetrieblichen Fortbildung (IBF), Rehabilitation und stationärer Langzeitpflege, in Patienteninformationszentren, Hospizen, Verbraucherberatungen, in Arztpraxen, bei Krankenversicherungen, Universitäten, Pharmaunternehmen, Forschungsinstituten, Dokumentationsentwicklern, Fachverlagen, in den Redaktionen der Tagespresse/Medien, in der Politik – aber auch in der Expertenversorgung am Bett des Pflegeempfängers (also «Bedsite»). In vielen Kliniken leiten zwischenzeitlich akademische Absolventen Intensivstationen oder Abteilungen für Palliative Care und bringen neue Erfahrungen in die pflegerische Versorgung ein. Sie bleiben auch am Krankenbett und steuern den Pflege- und Behandlungsprozess, analysieren und beraten. Dieses betrifft somatische wie auch psychiatrische Abteilungen.

Dabei scheinen manchmal falsche Vorstellungen über akademisch ausgebildete Pflegende zu herrschen. Sie wollen weder «kleiner Arzt» sein, noch sehen sie die Dienstleistungen der ärztlichen Kollegen als höherwertig an. Denn gerade die kompetenten und exakt formulierten Beobachtungen der Pflegenden sind es, die dem Arzt oftmals erst die Grundlage für eine punktgenaue Therapie ermöglichen. Pflege hat einen anderen Gegenstandsbereich und kümmert sich um andere Dinge und zwar 24 Stunden am Tag, sieben Tage in der Woche. Das führt dazu, dass die Beobachtungen auch für alle anderen Dienstleister eine Rolle spielen.

In der Funktion des Case Managers unterstützt professionelle Pflege Betroffene darin, ein möglichst gutes Leben mit der Erkrankung zu führen. Dazu fördern sie systematisch Selbstmanagementtechniken sowie Autonomie und soziale Teilhabe (Robert-Bosch-Stiftung 2018). Die Ausrichtung ihres Tuns unterscheidet sich von der Medizin. Professionelle Pflege bietet komplexe und anspruchsvolle Dienstleistungen, die eine doppelte Funktion erfüllen: Caring (sich kümmern) und Comforting (lindern und Wohlbefinden fördern). Dabei haben die Profis ein Gespür für die vielen Facetten der verbalen und nonverbalen Kommunikation. Ihr Handeln orientiert sich an ethisch-moralischen Modellen; dies kommt in einer professionellen Haltung und Einstellung zum Ausdruck.

Wie ein Lotse geben Pflegende Orientierung im komplexen Versorgungsgeschehen und übernehmen an den Grenzen der Versorgungssektoren eine Schnittstellenfunktion, um möglichst reibungslose Übergänge zu koordinieren (a.a.O.). In vielen Kliniken verbringen akademisierte Pflegeexperten einen Großteil ihrer Arbeitszeit direkt in der Praxis. Als Richtwert gelten beispielsweise im Universitätsklinikum Freiburg 50%. Das Universitätsspital Basel verfügt über rund 50 Pflegeexperten mit Masterabschluss. Die Kernaufgabe dieser Pflegeexperten ist die klinische Tätigkeit und die Förderung einer evidenzbasierten personenzentrierten Pflege (► Top im Job: Arbeitgeber Patient). Der Einsatz in der direkten Versorgung wird dringend gebraucht, denn nur in der Interaktion mit den Patienten kommen solche Pflegende auf innovative Ideen – hier fallen Versorgungsprobleme viel eher auf. Bachelor, Master und promovierte Pflegende benötigen dazu mehr Gestaltungsspielraum. Es benötigt von Seiten der Kostenträger und Anbieter echte strukturelle Änderungen, denn schließlich studieren die Experten, weil sie auch patientennah arbeiten möchten. Das gleiche gilt im Gesundheitswesen für Mediziner oder Psychotherapeuten usw. – allerdings sind solche Stellen schon lange etabliert. In vielen Pflegeeinrichtungen fehlt es den Leitungen noch an Vision und Fantasie, adäquate Stellen zu schaffen.

In ▶ Kap. 13 werden die zukünftigen Arbeitsmöglichkeiten von studierten Pflegenden vorgestellt. Die Kosten für ein Studium unterscheiden sich von Studiengang zu Studiengang erheblich und nicht immer übernimmt der Arbeitgeber die Finanzierung. Viele Berufsangehörige sind allerdings bereit, in ihre eigene Qualifikation zu investieren, weil sie sich langfristig davon eine zukunftssichere, attraktive und gutdotierte Position erhoffen.

Kollegen mit beruflicher Ausbildung und Examen wissen, dass sie auch zukünftig gebraucht werden. Die Robert-Bosch-Stiftung sieht die akademische Pflege nicht als Ersatz, sondern ergänzend zu Pflegefachpersonen mit anderen Qualifikationsabschlüssen. Nur im Qualifikationsmix eines Teams lassen sich die Pflegeziele der Pflegeempfänger erreichen (Robert-Bosch-Stiftung 2018).

12.3   Wer bezahlt das?

Der Arbeitgeber einer Pflegeeinrichtung muss ausreichend Möglichkeiten zur Verfügung stellen, um die Fort-, Aus- und Weiterbildung seines Personalstammes zu gewährleisten. Darauf weist der Gesetzgeber explizit hin. Doch leider können Sie Ihren Chef dazu nicht zwingen. Aber manche gute Argumentation und Überzeugung hat die Chefetage dazu ermutigt, bewährte Mitarbeitende zum Studium abzustellen. Denn mit wachsender Qualifikation der eigenen Leute behauptet sich das Unternehmen im Konkurrenzkampf der Mitbewerber.

Gehen wir aber vom weniger günstigen Fall aus, dass Ihr Arbeitgeber derzeit keine Veranlassung sieht, Sie zum Wissenserwerb freizustellen. In vielen Bundesländern regeln Ländergesetze den Anspruch auf gesetzlich garantierten Bildungsurlaub. Manchmal sind Verhandlungen zwischen Arbeitgeber und Arbeitnehmer sinnvoll, um einen Kompromiss hinsichtlich der Finanzierung zu erzielen. Eine Möglichkeit wäre z. B.: Sie finanzieren Ihr berufsbegleitendes Studium alleine, werden aber vom Arbeitgeber dafür freigestellt.

12.3.1 Finanzierung

Wer seinen Vollzeitjob gegen einen Teilzeitjob eintauscht, weil er «nebenbei» noch an Kursen, Weiterbildungen oder Studiengängen teilnimmt, muss mit weniger Geld auskommen (Loffing 2003). Die Gesamtfinanzierung setzt sich aus mehreren Bausteinen zusammen. Zum Einen ergibt die Suche nach Ersparnispotenzialen oft erfreuliche Ergebnisse. So erhalten Studenten bei entsprechendem Nachweis attraktive Rabatte auf Reisekosten bei Bussen und Bahnen, Abonnements, Softwareprogrammen, Computern, Telefontarife, Eintrittspreise und Urlaube. Auch Wohngeld oder Krankenkassenbeiträge können die Finanzlage entlasten. Je nach Bundesland gibt es unterschiedliche staatliche Fördermöglichkeiten in Bezug auf Bafög und Meister-Bafög. Näheres dazu regelt das Aufstiegsfortbildungsförderungsgesetz,
► hhttp://www.meister-bafoeg.info/.

12.3.2 Rückzahlungspflicht

Wenn Sie vom Unternehmen aus-, fort- oder weitergebildet werden und Sie unter Fortzahlung der Bezüge für die Dauer der Maßnahme freigestellt waren, kann eine Pflicht auf Rückzahlung der Kosten bestehen. Diese greift, wenn der Arbeitnehmer auf eigenen Wunsch hin das Arbeitsverhältnis beendet und dabei keine Schwangerschaft besteht. Dann sind im

▬ **ersten Jahr** nach Abschluss der Fort- und Weiterbildung die vollen Aufwendungen, im

■ **zweiten Jahr** zwei Drittel und im
■ **dritten Jahr** noch ein Drittel der Aufwendungen
zurückzuzahlen. Je nach Kosten können auch längere
Bindungsfristen vereinbart werden.

Diese obige Regel gilt sowohl für TVÖD als auch in den
Arbeitsvertragsrichtlinien des Deutschen Caritas Verbands
und des Diakonischen Werks.

Manchmal sind Arbeitnehmer überrascht, wenn ihnen
bei vorzeitiger Kündigung eine hohe Gesamtabrechnung
präsentiert wird. Dazu gehören die vollständigen Lehr-
gangs- oder Studienkosten, das während der Freistellung des
Arbeitnehmers bezahlte Gehalt sowie sämtliche Fahrt- und
Übernachtungskosten und die Ausgaben für Lehrmittel.

Prüfen Sie darum vor Unterschrift alle Bedingungen
und Details, die die vorliegende Rückzahlungsklausel enthält.

Praxistipp

Mitglieder von Berufsverbänden können eigene berufsspezifische Fragen von kompetenter Stelle klären
lassen. So bietet beispielsweise der DBfK/DPV seinen
Mitgliedern eine kostenlose Telefonsprechstunde zu
rechtlichen Fragen an.

12.4 Wissensmanagement als Betriebskultur

Arbeitgeber, die von der Notwendigkeit von Fort- und
Weiterbildungsmaßnahmen inklusive akademischer Qualifikation überzeugt sind, stellen sich am veränderten Markt
deutlich besser auf als Mitbewerber ohne diese Einsicht
(Stichwort: Fachkräftemangel!).

Beim Pflegepersonal gibt es eine Arbeitslosenquote von unter 2%, was einer nominalen Vollbeschäftigung entspricht. Welche Jugendliche fühlt sich schon von einem Beruf angezogen, der aus der Sicht der Berufsgruppe selbst unattraktiv erscheint und in der Öffentlichkeit häufig unattraktiv dargestellt wird? Es ist davon auszugehen, dass durch den Rückgang der Lernendenzahlen und durch die Konkurrenz mit Ausbildungsberufen und Studiengängen, die unter angenehmen Arbeitsbedingungen qualifiziert werden, zukünftig noch weniger Fachpersonal zur Verfügung stehen wird. In der Pflege hat der Krieg um die Talente bereits begonnen.

In manchen Einrichtungen wurden die Stellenpläne so ausgedünnt, dass Mitarbeitende keine Möglichkeit haben, Fortbildungsmaßnahmen oder Weiterbildungen zu besuchen, weil der laufende Betrieb ansonsten nicht aufrecht erhalten werden kann. Hier haben bereits Abwanderungswellen von Arbeitgebern mit «unzumutbaren» Arbeitsbedingungen hin zu Trägern mit besserer Personaldecke begonnen.

» Wir müssen uns an den Gedanken gewöhnen, dass Unternehmen weit mehr von ihren besten Mitarbeitern abhängen als die guten Leute vom Unternehmen. (Peter F. Drucker, US-amerikanischer Ökonom)

Fazit

Gerade im Gesundheitswesen gibt es ständig neue Erkenntnisse, neue Therapierichtlinien, neue Behandlungspfade. Sie sind gefordert, Ihr Wissen permanent zu erweitern. Hierzu steht eine Vielzahl von Medien, Fort- und Weiterbildungen, Infoveranstaltungen, Studiengängen, Fachzeitschriften, Fachbücher und Datenbanken zur Verfügung.

Literatur

https://www.pflegeleitlinien.zqp.de/. Letzter Zugriff: 10.03.2018

Loffing C (2003) Karriereplanung in der Pflege. Huber, Bern

Oberhauser A (2013) Wenn die Polizei kommt. Verhalten nach Zwischenfällen. Schwester Pfleger 1: 88–91

Robert-Bosch-Stiftung (2018) Mit Eliten pflegen. Für eine exzellente, zukunftsfähige Gesundheitsversorgung in Deutschland. http://www.bosch-stiftung.de/sites/default/files/publications/pdf/2018-02/RBS_Broschuere_360Grad_Pflege_Manifest_WEB_ES.pdf. Letzter Zugriff: 17.04.2018

www.awmf.org. Letzter Zugriff: 17.04.2018

www.ncbi.nlm.nih.gov/pubmed/. Letzter Zugriff: 17.04.2018

Karriereplanung

© Springer-Verlag GmbH Deutschland,
ein Teil von Springer Nature 2018
G. Quernheim, *Und jetzt Sie! – Selbst- und Zeitmanagement in Gesundheitsberufen (Top im Gesundheitsjob)*
https://doi.org/10.1007/978-3-662-57465-2_13

In einer Gesellschaft wie der unsrigen müssen wir uns auf ständige Veränderungen einlassen und mit der Tatsache leben lernen, dass es nur noch wenig Sicherheiten geben wird. Es lässt sich nicht vorhersagen, ob unsere Arbeitsplätze in 10 Jahren noch existieren. Und die Wahrscheinlichkeit ist groß, dass Kinder, die jetzt eingeschult werden, eines Tages Berufe ergreifen, die heute noch gar nicht existieren. Um dieser Herausforderung begegnen zu können sind nach Tewes (2015) drei Kernkompetenzen notwendig:

1. Der Mut zum Risiko:
    Ein gewisses Maß an Kontrollverlust ist im Leben zu akzeptieren. Veränderungen werden anfangs immer wieder mit einer Portion Chaos verbunden sein.
2. Die Lust am Unbekannten:
    Die Bereitschaft sich Veränderungen zu stellen und diese umzusetzen.
3. Die Fähigkeit zur Selbststeuerung:
    Sie haben mit diesem Buch das Rüstzeug dafür erhalten und wissen, dass die Halbwertzeit der Innovationskraft neuer Konzepte rapide abgenommen hat.

Wenn Sie sich ein Ziel vorgenommen haben, welches eine Veränderung Ihrer derzeitigen beruflichen Tätigkeit bedeutet, steht die weitere Planung Ihrer **Karriere** an. Diese berufliche Laufbahn kann sich auf Veränderungen der Qualifikation (Weiterbildung) der Dienststellung (Eingliederung im Organigramm) oder dem sozialen Aufstieg (Beförderung in Leitungsfunktion) beziehen.

Dabei ist aus Gesichtspunkten des Marketing zu beachten: Was viele machen, wird schlechter bezahlt, als das, was wenige tun. Suchen Sie sich in Ihrer Berufsentwicklungsidee eine Nische, wo Sie Ihre Stärken optimal einbringen können.

Sie maximieren Ihren Nutzen wenn die Arbeit Ihnen «spielerisch von der Hand geht». Dieser Unterschied zwischen Spielen und Arbeiten kann enorm sein. Bekanntermaßen führen Sie bei der Berufstätigkeit das aus, was andere von Ihnen verlangen. Stattdessen machen Sie beim Spielen das, was Sie machen wollen. Es macht Sinn bei Ihren Überlegungen zu einer beruflichen Veränderung beide Aspekte zu verknüpfen? Können Sie sich vorstellen, dass Florence Nightingale als Popsängerin «Taylor Swift» auftritt und der Schlagersänger Andreas Gabalier Ihr Pflegedienstleiter wäre? Nein. Jeder sollte das tun, was er am besten kann.

> ⟩⟩ Überlegen Sie, was Sie besonders gut können und ob Sie dies nicht mit einer neuen beruflichen Zielsetzung kombinieren können.

Neben den bereits genannten Möglichkeiten an Wissen zu kommen (Fortbildungen, Weiterbildungen, akademische Qualifikationen) gibt es auch noch die Möglichkeit in grundständige Berufsausbildungen von Parallelberufen einzusteigen. Im Gesundheitswesen existiert eine Schnittmenge der Aufgaben und Arbeitsbedingungen. Sollte also die Pflegefachfrau im Altenheim feststellen, dass ihr die Ergotherapie mit den Bewohnern große Freude bereitet, wäre das Einholen von Informationen für einen Berufswechsel sinnvoll.

13.1 Zukunftstrends

Nicht nur die Digitalisierung, sondern auch die Aufgaben-
stellung durch zunehmend multimorbide Patienten und Bewohner werden die nächsten Jahre prägen. Dafür werden
keine spezialisierten Einzelkämpfer, sondern vielmehr ein
multiprofessionelles Team gebraucht, in dem die Beteiligten
die jeweilige Kompetenz des anderen Gesundheitsberufs
anerkennen, Kompetenzen situationsangemessen einbringen, flexibel Schnittstellen bewältigen und bei Bedarf weitere Expertise einbeziehen (Robert-Bosch-Stiftung 2018).
Für alle Beschäftigten der Gesundheits- und Pflegeberufe
werden künftig die Möglichkeiten von Telemedizin, Telenursing und Telediagnostik zunehmen (Bogai 2017).

Allerdings sind wir aktuell noch weit von **multiprofes-
sionellen Teams** entfernt, die tatsächlich das Patienten-
Workflow-Management und die Patientenzufriedenheit ins
Zentrum ihrer Arbeit rücken. Zwar gelten die ärztliche und
pflegerische Versorgung der Patienten als das Kerngeschäft
der Kliniken, doch umso notwendiger sind jetzt und zukünftig der Abbau von (zum Teil informellen) Hierarchien,
eine sinnvolle Aufgabenteilung und die kompetente Steuerung dieser Prozesse. Es liegt auf der Hand, dass aufgrund
der besonderen Nähe zum Patienten, rund um die Uhr, die
Pflegenden für diese verantwortungsvollen Aufgaben prädestiniert sind. So fordern auch die von der Robert-Bosch-
Stiftung betrauten Experten: Pflegefachpersonen soll die
Verantwortung übertragen werden, die ihrer Qualifikation
als Fachpersonal entspricht. Vor allem die professionelle
Pflege könne einschätzen, was pflegebedürftige Menschen
zur Bewältigung ihrer Situation benötigen. Sie müsse daher
auch befugt sein, Versorgungsbedarf und Maßnahmen der
häuslichen Krankenpflege festzulegen (Robert-Bosch-Stiftung 2018).

13.2   Heilkundliche Übertragung

Bereits 2007 kam das Gutachten des Sachverständigenrats in Deutschland zum Ergebnis, dass qualifizierte Pflegende definierte medizinische Leistungen selbst durchführen sollen (SVR 2007). Doch bislang schränkte der Heilkundevorbehalt zeitgemäße Strukturen der Gesundheitsversorgung ein. In Deutschland besagt dieser Vorbehalt, dass Nichtapprobierte – mit Ausnahme von Heilpraktikern – sich strafbar machen, wenn sie am Menschen Heilkunde ausüben. Dieses hat sich allerdings gravierend geändert. Spätestens nach der 2012 in Kraft getretenen Heilkundeübertragungsrichtlinie dürfen laut § 63 Absatz 3c des SGB V speziell hierfür qualifizierte Pflegepersonen modellhaft Aufgaben von Ärzten übernehmen. Dies gilt bei Patienten mit Diabetes mellitus I und II, chronischen Wunden, Verdacht auf Demenz und Hypertonus (Bogai 2017).

In anderen europäischen Ländern wie Norwegen, Großbritannien, Schweden oder den Niederlanden, ist dies längst Normalität. Dort agieren Mediziner und Pflegende ohne tradiertes Unterordnungsverhältnis weitaus partnerschaftlicher miteinander als hierzulande. Es ist für bestimmte Tätigkeiten entscheidend, welche Profession im Versorgungsprozess den größtmöglichen Nutzen bringen und damit Versorgungsengpässe vermeiden kann. Während beim Prinzip der **Delegation** ein Mediziner die an die Pflegefachperson übertragene Tätigkeit überwacht, werden bei der **Substitution** vormals Ärzten vorbehaltene Leistungen von Pflegenden eigenverantwortlich übernommen. Neue zukunftsweisende Aufgabenprofile müssen innerhalb der Pflege ermöglicht werden. Hier postuliert beispielsweise die Robert-Bosch-Stiftung, dass pflegerische Zuständigkeiten nicht nur mit Durchführungs-, sondern konsequent mit Indikationsverantwortung mit konsiliarischer Holschuld auszustatten sind (Robert-Bosch-Stiftung 2018).

Als derzeit einzige, bietet die Medizinische Fakultät der Martin-Luther-Universität Halle-Wittenberg den primär-qualifizierenden Bachelor-Studiengang «Evidenzbasierte Pflege» an. Dieser dauert acht Semester und entspricht 180 ECTS. Wie international üblich finden dort für die studierenden Pflegenden gemeinsame Lehrveranstaltungen mit den Medizinern statt. Die aus den in Lehrveranstaltungen erworbenen erweiterten Kompetenzen zur Ausübung heilkundlicher Fähigkeiten führen de facto zu einer Befugnis für heilkundliche Eigenständigkeit der Pflegenden.

Ein älteres Cochrane-Review konnte keine bedeutsamen Unterschiede zwischen ärztlicher Versorgung und Substitution durch Pflegende in der Primärversorgung hinsichtlich klinischer Ergebnisse, Compliance, Leitlinienadhärenz, Beanspruchung von Ressourcen und Kosten finden (Laurant et al 2005). Ein neuerer Artikel legt positive Effekte auf die Zufriedenheit von Patienten und ein reduziertes Risiko von Klinikeinweisung und Mortalität dar (Martínez-González et al 2014). Diese Studien deuten darauf hin, dass die Pflege durch Pflegepersonen qualitativ genauso gut ist wie die ärztliche Versorgung. Ein deutsches Forschungsprojekt untersuchte die Fragestellung: Wie lassen sich Krankenhauseinweisungen von Bewohnern aus Altenpflegeeinrichtungen reduzieren (Bienstein u. Bohnet-Joschko 2016). Die Ergebnisse zeigen, dass eine engere Kooperation und eine bessere Kommunikation aller Akteure zwingend vonnöten ist, beispielsweise durch regelmäßige Fallbesprechungen und systematische Informationsweitergabe.

13.2.1 Wie bewertet die Ärzteschaft die heilkundliche Übertragung?

Während sich international längst integrierte Versorgungsstrukturen mit erweiterten Rollen für Pflegefachfrauen und

-männer etablieren und nachweislich bewährt haben, rückt die deutsche Ärzteschaft von ihrem Monopol der medizinischen Heilkunde keinen Millimeter ab. Zwar möchte sie Assistenz durch weitergebildete Pflegende unbedingt in Anspruch nehmen. So titelte das Deutsche Ärzteblatt den Beitrag: «Bitte mehr von AGnES» (wird in ▶ Abschn. 13.5.3 erklärt) und meint damit die bislang erfolgreich realisierten Modelle – aber keinesfalls möchten die Verbandsvertreter auf die Therapiehoheit und die lukrative Vergütung verzichten. Interessanterweise sieht das eine Reihe ärztlicher Praktiker anderes als ihre Funktionäre: Solche Mediziner erkennen die Kompetenzen und Zuständigkeiten der Pflegeberufe kollegial an und treten zusammen mit ihnen für eine exzellente, zukunftsfähige Gesundheitsversorgung ein.

13.3   Versorgungsproblematik

Durch die Stärkung der ambulanten **vor** der stationären Versorgung steigt die Anzahl der zuhause versorgten Pflegeempfänger. Wenn dabei Probleme auftreten, weil sich ein Einflussfaktor verändert, beispielsweise eine Erkrankung oder Ausfall der pflegenden Angehörigen (durch Unfall, Überforderung) oder der sich verschlechternde Zustand des Pflegebedürftigen durch eine hinzukommende Verwirrtheit, kann die Versorgung zusammenbrechen. Dieses könnte ein Grund sein, warum es derzeit eine so starke Frequentierung von Arztpraxen und den Kliniknotaufnahmen gibt. So haben sich die Ausgaben der Krankenkassen für Rettungswagen seit 2009 auf 2,1 Milliarden € im Jahr 2016 fast verdoppelt (SZ 2018). Die Kliniken berichten, dass immer häufiger die Notrufnummer «112» wegen Bagatellen gewählt wird. Zuletzt rückten 5,2 Millionen Mal pro Jahr Rettungswagen aus.

Nicht immer liegt die Ursache von Problemen in der mangelnden medizinischen Versorgung. Untersuchungen zeigen, dass viele Menschen in der Hausarztpraxis oder in einer Notaufnahme sitzen, weil sie aufgrund von Versorgungsproblemen Zuwendung benötigen. Immer mehr Menschen isolieren sich sozial und vereinsamen. Dies betrifft nicht nur Senioren, sondern auch junge Eltern, die aufgrund fehlender Erfahrung im Umgang mit kranken Kindern Kinderarztpraxen und pädiatrische Notaufnahmen frequentieren. Darum ist es empfehlenswert, wenn qualifizierte Pflegende diese Patientenströme sichten, trennen und aufteilen. Steht bei den einen Patienten die medizinisch-diagnostische Therapie im Fokus, können bei anderen Versorgungsprobleme angegangen werden. Die Experten klären beispielsweise, in welcher Wohn- und Pflegeeinrichtung der Pflegebedürftige aufgenommen werden kann, damit er seine Selbstpflegefähigkeit und damit die Eigenständigkeit im Alltag möglichst erhält bzw. diese wieder hergestellt wird und damit seine Lebensqualität erhalten bleibt.

Mediziner haben nicht immer das Wissen und schon gar nicht die Zeit, um die pflegespezifischen Details zwischen den zum Beispiel hunderten Inkontinenzhilfsmitteln oder den notwendigen Körperpflege-, Stoma-, und Wundversorgungsprodukten zu differenzieren. Pflegehilfsmittel, Rollatoren, Rollstühle, Stehtische, Lifte, Drehbretter müssen bezüglich der Indikation aus einem Überangebot von Vergleichsprodukten ausgewählt und fachlich korrekt verordnet werden. Ärzte haben zwar im medizinischen Studium gelernt, Patienten aufzuklären, wie man aber an den **pflegerischen** Problemen durch Patientenedukation erfolgreich ansetzt, beispielsweise durch welche Initialberührung bewusstseinseingeschränkte Patienten wieder kontaktiert werden können, lernten sie in ihrem Studium nicht. Dadurch kommt es zu einer Verlagerung in den Sektor der Pflege und damit wird auch Verantwortung verschoben. Zukünftig werden viel mehr interdisziplinäre Teams mit ausgewiesenen Pflegeexperten benötigt, um die komplexen Probleme von immer älteren, zunehmend morbiden und vereinsamten Patienten zu lösen.

Dieses erfordert die konsequente Übernahme von Verantwortung und die Weiterentwicklung des pflegerischen Aufgabenprofils, sowohl in hochtechnisierten Bereichen, als auch angesichts der Versorgungsbedarfe genauso in strukturschwachen Räumen (Robert-Bosch-Stiftung 2018). Dazu braucht es viel mehr akademisierte Pflegende. Über 70 Hochschulen bieten derzeit allein in Deutschland mehr als 160 pflegerelevante Studiengänge an.

13.4   Qualifizierungsmöglichkeiten

Die Robert-Bosch-Stiftung beauftragte in den 1990er Jahren einen Kreis unabhängiger und kompetenter Fachleute, sich mit der «Zukunft der Pflegeausbildung» auseinander zu setzen. Die Ergebnis-Denkschrift: «Pflege neu denken» wurde im Jahr 2000 veröffentlicht und schlug differenzierte Qualifikationsprofile für die Pflegeberufe vor (Robert-Bosch-Stiftung 2000). Eine breite Diskussion kam ins Rollen und viele der heutigen zig Studienmöglichkeiten und -kombinationen fußen auf dieser Denkschrift. Das später folgende Manifest «Mit Eliten pflegen» (Robert-Bosch-Stiftung 2018) fordert dringend attraktivere Karrierewege für die Pflege ein.

13.4.1 Bachelorqualifizierung

Duale Studiengänge

Seit über zehn Jahren laufen in Deutschland duale Pflegeausbildungen in Kooperationen mit Hochschulen. Die Schüler erlangen an einer Krankenpflegeschule nach drei Jahren das Examen zur Pflegefachfrau bzw. -mann und sind bereits während ihrer Ausbildung Studierende an der Hochschule. Nach unterschiedlicher Studiendauer erwerben diese dann einen Bachelorabschluss. Diese Kombination aus praktisch orientierter Berufsausbildung und wissenschaftlich-theoretischem Studium macht das Produkt attraktiv. Ausrichtungen gibt es im Bereich der Pflegewissenschaft, Pflegemanagement, psychiatrische oder Palliativpflege. Sie nennen sich «Gesundheits- und Krankenpflege», «Angewandte Pflegewissenschaft» oder «Health Care Studies». Der akademische Grad B.A. oder Bachelor of Science (B.Sc.), ist zugleich der Einstieg in eine akademische Laufbahn im Pflege-, ähnlich aber auch im Physiotherapeuten- und Hebammenberuf. Das bedeutet in der Regel: nur wer den Bachelorabschluss hat, kann anschließend Master werden oder promovieren.

Interessanterweise entschied das Hochschulrahmengesetz in Österreich, dass die zukünftige akademische Pflegeausbildung nur an Fachhochschulen stattfinden darf; dort sieht man vor, dass nur Fachhochschulen als berufliche Einstiegsqualifikation zum Bachelor, berechtigen. Die Universitäten beschäftigen sich demnach vorrangig mit der wissenschaftlichen Lehre. Eine solche strikte Trennung gibt es in Deutschland nicht.

Grundständige Studiengänge

Ein grundständiges Studium führt zu einem ersten Hochschulabschluss. Dazu zählen die Bachelor-, Diplom- oder Magisterstudiengänge. Seit einigen Jahren bieten wenige Hochschulen ohne Kooperationen mit Pflegeschulen grundständige Studiengänge an. Es handelt sich dabei um ein Studium (ohne Ausbildung), aber mit vielfältigen Praktikumseinsätzen. Sie arbeiten direkt mit den verschiedenen Einrichtungen der Versorgungssettings wie Kliniken, Heime, Langzeitpflege, Behörden, Praxen u. a. zusammen.

Bei verkürztem Bachelorabschluss können einige Lerneinheiten auch bequem vom Heimatort aus erfolgen. Dazu werden per E-Learning (zum Teil inklusive Webcam) Diskussionen und Vorlesungen online umgesetzt. Zahlreiche Bachelor- und Masterstudienangebote werden auch als Fernstudium angeboten. Für Deutschland lässt sich in einer Suchmaske auf der Webseite https://www.hochschulkompass.de recht einfach eine Sortierung von rund 19.000 Studiengängen vornehmen.

Weiterqualifizierung

Manche Pflegende, die ihr Examen in den letzten Jahr(zehnt)en an Krankenpflegeschulen abgelegt haben und erfolgreich im Beruf tätig sind, streben zwischenzeitlich eine akademische Qualifikation an. Darum bieten Hochschulen berufsbegleitende (Fern)studiengänge an. Zum Teil wird auf eine Hochschulzugangsberechtigung verzichtet, wenn eine entsprechende Berufstätigkeit und erfolgreich absolvierte Weiterbildungen nachgewiesen werden. Dazu zählen auch «weiterbildende Masterstudiengänge» die zum Teil nach einer Eignungsprüfung und mehrjähriger Berufserfahrung absolviert werden können.

13.4.2 Masterqualifizierung

Mit einem grundständigem Studiengangabschluss lässt sich postgradual ein (konsekutiver = «aufeinanderfolgender») Masterstudiengang belegen. In Deutschland sind nach Vereinbarungen der Kultusministerkonferenz grundständige Studiengänge, die direkt zu einem Masterabschluss führen, ausgeschlossen. Der Master dauert in der Regel zwei bis vier Semester und dient dazu, Wissensgebiete zu vertiefen, zu erschließen und zu erforschen. Studenten können zwischen unterschiedlichen Hochschultypen wechseln. Sie dürfen beispielsweise mit einem an einer Fachhochschule erworbenen Bachelorabschluss an der Universität das Masterstudium abschließen. Sie haben die Möglichkeit, das Studium in Voll-

oder Teilzeit oder als duales Studium zu absolvieren. Das Department für Pflegewissenschaft der privaten Universität Witten/Herdecke bietet seit dem Jahr 1997 Master- und Bachelorstudiengänge an. Die positiven Wittener Erfahrungen wurden im Anschluss daran von weiteren Hochschulen aufgegriffen und werden nun an anderen Studienorten umgesetzt. Heute finden sich **universitäre** pflegerische Masterstudiengänge in Deutschland z. B. in Halle, Freiburg, Vallendar, Berlin, Witten und Bremen. In Österreich in Wien, Graz, Salzburg und Hall in Tirol. In der Schweiz werden pflegerische Masterstudiengängen an den Hochschulorten Basel, Bern, St. Gallen, Winterthur und in Lausanne angeboten. Die vielen Standorte der deutschen Fachhochschulen werden aus Platzgründen nicht aufgeführt. Im Internet finden sich weitere Übersichten (z. B. www.pflegestudium.de).

Masterabsolventen werden vielseitig gebraucht. So schreibt das Pflegereformgesetz den traditionellen Pflegeschulen vor, dass ihre Lehrkräfte über einen Masterabschluss verfügen müssen. Auch wer später aktiv Pflegeforschung betreiben möchte, benötigt diesen akademischen Grad. Jede Hochschule hat wiederum eine andere Ausrichtung. Zuweilen berichten die Studierenden von den unterschiedlichen Prägungen: philosophisch-theologisch, konfessionell oder privatwirtschaftlich. Suchen Sie die derzeitig dort Studierenden oder die Absolventen auf und fragen sie nach ihren subjektiven Erfahrungen. Im Gegensatz zu privaten Hochschulen entfällt an staatlichen Universitäten und Fachhochschulen zumeist die Studiengebühr.

13.4.3 Advanced Nursing Practice (ANP)

In den USA gab es zunächst die **Nurse Practitioner** (NP) und die **Clinical Nurse Specialist** (CNS). Die NP übernahmen in ländlichen Regionen einfache medizinische Tätig-

keiten wie Wundversorgung und Medikamentenverabrei-
chung und entschieden, ob ein Patient dem Arzt vorgestellt
werden musste. Die Behandlungen der Nurse Practitioner
hatten eine hohe Qualität und erreichten hohe Patienten-
zufriedenheitswerte. Sie mündeten damals in den USA in
Bachelor- und Masterqualifikationen. Gleichzeitig arbeiteten die CNS zu ca. 20% in der Patientenberatung und -schu-
lung und zu 80% leiteten sie die eigenen Kollegen an und
sorgten damit für aktuelle pflegerisch-medizinische Leistungen am Krankenbett. In den 1990er Jahren haben sich beide
Qualifikationen zur ANP zusammengeschlossen und weisen aber bis heute noch diese Differenzierungen auf.

Der Begriff ANP steht für die erweiterte Pflegepraxis
und gilt als Bindeglied zwischen Pflegewissenschaft und
Pflegepraxis. Im Masterstudiengang erlangen diese Pflegenden wissenschaftlich basiertes und anwendungsbereites Expertenwissen. Sie übernehmen auch Aufgaben die vormals
von Ärzten übernommen wurden und arbeiten weitgehend
eigenständig. In Großbritannien gehört dazu beispielsweise
auch das Recht, über Aufnahme, Entlassung und Überwei-
sung von Patienten zu entscheiden. Zu ihren Aufgaben gehören zudem körperliche Untersuchungen, die Anamnese,
Diagnoseerstellung und das Erstellen von Pflegeplänen, be-
ratende Tätigkeiten, die Gesundheitsedukation von Patienten und das **Disease Management**, also Behandlungspro-
gramme für chronisch kranke Menschen.

Realität im Ausland

- Nachdem sich Pflegerin Jenny in einem Masterstudium
  ANP qualifiziert, verordnet sie in enger Zusammenarbeit
  mit Medizinern bei Patienten mit Diabetes mellitus selbstständig Insulin und stellt die Dosis ein.
- Ihr obliegt das Wundmanagement z. B. bei chronischen
  Wunden, d. h. Jenny entscheidet, welche Produkte in
  welcher Form zur Anwendung kommen.

- Masterabsolventen triagieren, d. h. schätzen Patienten in der zentralen Notaufnahme gezielt ein und ordnen diese einem behandelnden Arzt zu.

13.4.4 Viele Möglichkeiten international

Abhängig von der geplanten späteren Berufstätigkeit sind passende Studiengänge auszuwählen. So werden einige für die klinischen Pflegeexperten (**Clinical Nurse Specialists**) angeboten. Andere zur Qualifizierung von Pflegeexperten für die Primärversorgung (**General Nurse**), die sich kolossal von «AGnES-Projekten» unterscheiden und wieder andere für die gemeindenahe beziehungsweise häusliche Versorgung etwa in Programmen für **Nurse Practitioners** oder Gemeindeschwestern (Community Care Nurse) (Bogai 2017). In Ländern wie USA, Großbritannien oder den Niederlanden haben auch sog. **Physician Assistents** eine lange Tradition. In Zusammenarbeit mit Ärzten werden medizinnahe Tätigkeiten übernommen. Dazu zählen Anamneseerhebung und körperliche Untersuchung, Assistenz bei Operationen oder Wundverschluss. Interessanterweise favorisieren die hiesigen Ärztevertreter vorwiegend solche Qualifikationen. Einige Beobachter kritisieren Physician Assistent in Deutschland als Sackgasse und geben zu bedenken, dass damit intelligente Köpfe aus der Pflege einzig und allein zur Arztentlastung abgezogen werden (DBfK 2017).

Deutschland sollte auch in der Pflege zu internationalen Standards aufschließen, denn die Akademisierung ist kein Selbstzweck. Demografische, epidemiologische und gesellschaftliche Veränderungen führen dazu, dass die Versorgung der Bevölkerung viel schwieriger wird. Mit der Fähigkeit komplexe Situationen zu meistern und neue Konzepte zu erdenken, wird Leid reduziert und es werden Kosten gespart. Selbst in Großbritannien, dessen National Health Service zwischenzeitlich als Negativbeispiel herhalten muss, ist die Situation deutlich besser als derzeit in Deutschland. Die dort auf Masterniveau ausgebildeten Clinical Nurse Specialists betreuen ihre Patienten zum großen Teil selbständig und rufen den Arzt erst hinzu, wenn sich der Zustand verschlechtert.

13.5   Neue Betätigungsfelder: Ambulante Versorgung

13.5.1 Community Health Nursing

Vor allem in Ostdeutschland sind peripher dünn besiedelte Räume von der Abwanderung der jungen Bevölkerungsanteile betroffen. Trotz wachsendem Pflegebedarf gibt es zu wenig professionelle Pflegende sowie pflegende Angehörige. In manchen dieser Regionen ist die pflegerische Versorgung in starkem Maße an die hausärztliche Versorgung gekoppelt (Bogai 2017). Darum werden sich in Zukunft Pflegende mit Masterstudium ANP auch im Bereich: Community Health Nursing spezialisieren.

In Gesundheitszentren, Arztpraxen oder kommunalen Büros übernimmt die professionelle Pflege eine bedeutsame Rolle in der Primärversorgung und sichert und verbessert die Gesundheitsversorgung. Mit dem Studium gewinnen die Pflegeberufe vor allem in der ambulanten Versorgung an Attraktivität. Multiprofessionelle Teams aus Pflegenden, Ärzten, Therapeuten und Sozialarbeitern koordinieren, beraten, überwachen, leiten. Das wird international als Community Health Nursing (CHN) bezeichnet. Der laut DBfK bisherige Fokus in der Gesundheitsversorgung auf der Behandlung von Akuterkrankungen (im Krankenhaus) verlagert sich zugunsten der Behandlung chronischer Erkrankungen. Die mit einer hohen Spezialisierung zu erwartende einhergehende erweiterte Handlungsautonomie ist eine Chance, neue pflegerische Rollen zu entwickeln. Kerngeschäft von CHN ist es, Menschen in der Alltagsbewältigung in jeder Lebenslage und Altersspanne, zu unterstützen. So holt eine solche Nurse bei Bedarf proaktiv Informationen ein, die für das professionelle Pflegehandeln erforderlich sind. Sie verfügt über eine klare Kenntnis der Kompetenzen der anderen Berufsgruppen und respektiert Grenzen und Übergänge der Zuständigkeit (Robert-Bosch-Stiftung 2018).

13.5.2 Family Health Nursing

Family Health Nursing (Familiengesundheitspflege) ist ein von der Weltgesundheitsorganisation (WHO) entwickelter Ansatz zur Stärkung der Gesundheit der Bevölkerung, bei dem familien- und gesundheitsorientierte sowie gemeindenahe Dienste angeboten und etabliert werden. Eine solche Expertin hält bei Erkrankungen, beispielsweise eines Elternteils, das Familiensystem aufrecht. Dazu werden Pflegefachpersonen und Hebammen in Weiterbildungen oder im Masterstudiengang qualifiziert.

13.5.3 Hausbesuche/Tandempraxen

Der Gesetzgeber hat den Anspruch auf eine individuelle Pflegeberatung im Sinne des § 7a SGB XI gesetzlich verankert. Dazu zählen nicht nur telefonische Beratung oder das Gespräch in Beratungsstellen, sondern auch eine aufsuchende Beratung in der häuslichen Umgebung. Neben dem Mangel an Pflegepersonal wird auch der Medizinermangel immer gravierender. Ganze Regionen teilen sich einen Hausarzt. Erste Modelle mit den Namen «AGnES» (Arztentlastende, Gemeindenahe, E-health-gestützte, Systemische Intervention) wurden bislang realisiert. So wurde beispielsweise in Zusammenarbeit mit der Universität Greifswald eine Qualifizierungsmaßnahme entwickelt und seit 2005 in mehreren Bundesländern erprobt. Sie ist speziell für ländliche Regionen mit drohender hausärztlicher Unterversorgung gedacht und richtet sich an Pflegefachfrauen und -männer sowie MFA. Schwerpunkt der Arbeit im AGnES-Modell besteht in der Übernahme von Hausbesuchen bei nicht oder nur eingeschränkt mobilen, vorwiegend älteren Patienten. Hier kommen auch telemedizinische Ausstattungen zum Einsatz (ZFA 2009). In der Realität werden dazu bislang meist überwiegend MFA geschult. Diese Qualifikation liegt deutlich unter dem Niveau von Community Health Nurse. Der DBfK bezeichnet solche Modelle als gescheitert, weil sie zu kurz greifen (DBfK 2017).

In Deutschland steckt Community Health Nursing noch in den Kinderschuhen. Angestrebt wird, dass akademische Pflegekräfte mit diesem Studium zum Beispiel in sog. Tandempraxen, Gesundheitszentren, Beratungsstellen oder Einrichtungen des öffentlichen Gesundheitswesens arbeiten können. In Abstimmung mit einem Haus- oder Facharzt wirken sie bei Therapie und Pflege mit. Zur Anwendung kommen auch dabei präventive Hausbesuche mit beispielsweise Fußinspektionen oder Wundversorgung, die Anleitung von pflegenden Angehörigen und Zugehörigen

Es gibt bereits viele Aktivitäten, die Primärversorgung sowohl in ländlichen Regionen, als auch städtischen Gebieten zu sichern und Formen der Kooperation zwischen den Berufsgruppen anzugehen. Zukünftig sollte die Pflege dabei substituierende Aufgaben wie Assessments, Verschreibungen und die Versorgung von Bagatellerkrankungen übernehmen (Robert-Bosch-Stiftung 2018). Die Besuche beinhalten Maßnahmen der Patientenedukation und der Versorgungsunterstützung usw. Studien belegen, dass besonders chronisch Kranke von dieser interdisziplinären Teamarbeit profitieren (Herber et al 2008; Laurant u. Reeves 2005). Ein Projekt der Agnes-Karll-Gesellschaft (im DBfK), gefördert von der Robert-Bosch-Stiftung, unterstützt ab 2018 bis zu drei Hochschulen, die einen Studiengang CHN entwickeln und akkreditieren. Ein studierfähiges Angebot entsteht frühestens 2020 und die ersten Absolventen sind frühestens ab 2022 unterwegs. Infos dazu unter https://www.dbfk.de/de/themen/Community-Health-Nursing.php.

Auch andere Berufsgruppen im Gesundheitswesen erproben neue Konzepte. So testen einige Hilfsorganisationen seit 2018 ein Pilotprojekt zur Effektivitäts- und Effizienzsteigerung im Rettungsdienst. Zukünftig sollen sog. «Gemeindenotfallsanitäter» die Rettungsdienste entlasten. Um unnötige Einsätze zu vermeiden sollen sie bei unklarem Hilfeersuchen unterhalb der Notfallschwelle alarmiert werden. Das Projekt wird von den Universitäten Oldenburg und Maastrich wissenschaftlich begleitet.

13.6   Weitere Spezialisierungen

Genutzte Spezialisierungen im Bereich ANP gibt es auch in gerontopsychiatrischer Pflege, onkologischer Pflege, Pflege in der Nephrologie, Kardiologie, im Critical-care-Bereich (Intensivpflege), Notfallpflege u. a. Im Rahmen von Studiengängen werden spezielle Module angeboten. Diese beziehen sich je nach Hochschule zum Beispiel auf Qualitätsmanagement, Case- und Care-Management, Pflegeinformatik, Schmerzmanagement oder Gesundheitsförderung.

13.6.1 **School Health Nurse/ Schulgesundheitspflegende**

In Skandinavien, England, Kanada und den USA sind Schulgesundheitspflegende bzw. School Nurses zentrale Ansprechpartner der Schüler. Diese Pflegeexperten nehmen Einfluss auf die Ernährungs- und Bewegungsgewohnheiten der Kinder (Lehn 2008). Unter anderem wird gemeinsam gekocht, und die Heranwachsenden lernen gesundes Essen. Bei Verletzungen in der Schule übernehmen sie die Erstversorgung oder führen mit den älteren Schülern Gespräche über Sexualität und Fragen der Verhütung. **School Health Nurses** sind dort diejenige Berufsgruppe an der Schule, der die Schüler am meisten vertrauen. Sie begleiten, untersuchen und beobachten. Das Spektrum ihrer Interventionen reicht von Insektenstichen, Übelkeit, häuslicher Gewalt, Mobbing, Drogen bis hin zur Suizidgefahr (Kocks 2009).

13.6.2 **Pflege bei Brustkrebs/ Breast-Care-Nurse**

Laut EU-Verordnung dürfen Kliniken nur dann Brustkrebszentren anbieten, wenn eine Pflegefachfrau mit der Zusatzqualifikation «Brustkrebs» vorhanden ist. Diese Pflegeexpertin ist auf dem gesamten Behandlungsweg für ihre Patientin da. Sie berät in sozialrechtlichen und psychosozialen Fragen und informiert gezielt über diagnostische und therapeutische Maßnahmen. Sie ist Mitglied des Kernteams und für die psychosoziale Begleitung von neu diagnostizierten Brustkrebspatientinnen verantwortlich und arbeitet eng mit Ärzten, anderen Pflegenden und Therapeuten zusammen.

13.6.3 **Patienten- bzw. Genesungshotels**

Gerade die DRG-Veränderungen bei der Verweildauer und dem Fallzahlenanstieg zwangen zu einer neuen Haltung im Gesundheitswesen und der Umstellung vieler Abläufe. Viele Patienten eines Krankenhauses wären lieber Gast als Patient. Kaum ein Kranker möchte die medizinische Kompetenz einer Klinik missen, dennoch ist ein Hotelaufenthalt schöner als ein Klinikaufenthalt. In Patientenhotels versucht man beides zu verbinden, daher ist das Hotel eng mit einem Krankenhaus verbunden und vielseitig aufgestellt. Sowohl Ambulanz- und Reha-Patienten als auch chronisch Kranke oder Wöchnerinnen werden dort behandelt und gepflegt. Die Pflegenden mit Mastergrad übernehmen die Koordination und das Case-Management in Zusammenarbeit mit Klinik- oder Hausärzten. Aufgrund von Unklarheiten in den Sozialgesetzbüchern sind solche Hotels bislang kaum verbreitet, gelten aber als zukunftsweisend.

13.6.4 **Medizinisch-pflegerische Expertise in Altenpflegeeinrichtungen**

Die Altenpflegeausbildung ist zum Teil zu wenig fachpflegerisch und medizinisch orientiert. Es wird diskutiert, ob es daher oftmals zu Fehl- und plötzlichen Krankenhauseinweisungen gekommen ist oder ob Hausärzte möglicherweise ohne Not gerufen wurden. Um einer solchen Fehleinschätzung entgegenzutreten, werden auch hier Pflegeakademiker eingesetzt. Sie übernehmen Steuerungsprozesse und analysieren eine sich abzeichnende gesundheitliche Verschlechterung der Bewohner. Zugleich ist die Expertin die pflegefachliche Ansprechpartnerin in der Altenpflegeeinrichtung. Durch ihre Multiplikatorenfunktion ist bei entsprechenden Schulungen eine Verbesserung der gesundheitlichen Versorgung der Bewohner zu erwarten (Bienstein u. Bohnet-Joschko 2016). Die Ostfalia Hochschule für angewandte Wissenschaften bietet dazu in Wolfsburg den Bachelor-Studiengang «Angewandte Pflegewissenschaften mit Schwerpunkt gerontologische Pflege» an.

13.7   Promotion

Wer seinen Doktortitel oder Ph.D. nachweist, zeigt, dass er über umfassende Kenntnisse in Pflegewissenschaft, Pflegemanagement oder Pflegepädagogik verfügt und fähig ist, wissenschaftliche Probleme in ihren Möglichkeiten und Grenzen zu erkennen sowie einen selbständigen Beitrag zur Forschung zu erbringen. Wie in obigen Kapiteln ausgeführt, arbeiten international viele promovierte Pflegende bedside. Der Titel Ph.D. (engl. Doctor of Philosophy) ist forschungsorientiert, strukturiert und standardisiert. Gerade im internationalen Raum ist klar, welche Qualifikation ihm zugrunde liegt. Promovieren kann man an einer Universität; Fachhochschulen haben in der Regel kein Promotionsrecht. Derzeit sind im deutschsprachigen Raum viele Hochschullehrerstellen unbesetzt. Darum benötigt die Pflege dringend mehr Kolleginnen und Kollegen, die solche Professorenstellen übernehmen, sonst besteht die Gefahr, dass zu viele Psychologen, Pädagogen, Ökotrophologen und Mediziner diese Schlüsselpositionen innerhalb der Hochschule besetzen.

13.7.1 Pflegeforschung

Die demographischen und wirtschaftlichen Veränderungen der Gesellschaft verändern das Gesundheitswesen. Pflegefachfrauen und -männer brauchen neben einem «warmen Herz» und «wärmenden Händen» Intelligenz, Auffassungsgabe und mehr als nur Analysepotenzial. Darum werden akademisch ausgebildete Pflegewissenschaftlerinnen benötigt, die die Strukturen pflegerischer Versorgung erforschen und forschungsbasierte Konzepte von Pflege entwickeln, implementieren (einführen) und evaluieren (überprüfen). Wenn an einem Versorgungsort häufig Pflegeprobleme auftreten, beispielsweise Hautdefekte durch Druckschäden, wissen Hochschulabsolventen noch besser, wo und wie sie in Datenbanken recherchieren können, um die Ursache abzustellen. Wie auch die Medizin orientiert sich die Pflege an empirisch nachgewiesener Wirksamkeit ihres professionellen Handelns und hinterfragt dabei stets das eigene Handeln. Was lässt sich in diesem Sinne wirksamer, personenzentrierter und/oder ökonomischer durchführen?

Solche akademisierte Pflegende müssen ihr Wissen aber auch anwenden dürfen und ihre erweiterte Qualifikation sollte sich selbstverständlich auch in einem Plus an Vergütung niederschlagen. Dazu zählen bei passender Eingruppierung auch entsprechende Stellenbeschreibungen und eine umsichtige Organisationsentwicklung. Die Robert-Bosch-Stiftung ist überzeugt, dass die Bindung an den Beruf umso besser gelingen wird, je mehr Pflegefachpersonen überzeugt sind, ihre Arbeit gut, ohne Rationierung und entsprechend ihrer Kompetenzen ausführen zu können.

Ein Großteil der Pflegeforschung ist Auftragsforschung. Nachdem klar wurde, dass sich Pflegearbeit traditionell an überkommenen Konzepten und Ritualen orientiert, stellen sich heutzutage tausende von Fragen an die Forschung. Gehaltvolle Fragen werden vor allem von Menschen mit Pflegeerfahrung gestellt, dabei geht es um Leben mit Einschränkungen im Alltag.

Hier nur wenige Beispiele:

- Wie kann durch Mobilisierung von Kranken Bettlägerigkeit verhindert werden?
- Wie lassen sich Frühgeborene besser versorgen?

- Wie werden pflegende Angehörige besser unterstützt?
- Wie gehen Pflegefachpersonen professionell mit wartenden Patienten um?
- Welche Besuchsregeln sollten für Kinder als Angehörige einer Intensivstation favorisiert werden?
- Welche Inhalte benötigen Schulungsprogramme für komplexe Krankheitslagen wie Krebs, Herzinsuffizienz, Rheuma, Asthma, COPD u. a.?
- Wie ist die Nacht in deutschen Krankenhäusern und Pflegeeinrichtungen zu gestalten?
- Wie wird ein professionelles Schmerzmanagement angewendet?

Für Menschen mit Behinderungen, für Kinder und alte Menschen, für Menschen mit Demenz, für Sterbende, für Pflegeempfänger in der vertrauten Häuslichkeit, in der (generationsübergreifenden) Wohngruppe oder dem jeweiligen nachbarschaftlichen Quartier sind nachhaltige und effektive Ideen zu entwickeln. Pflegeforschung befriedigt nicht nur die Neugier nach umfassenden und übergreifenden Antworten, um die Pflegepraxis zu verstehen und zu verbessern, sondern um Erkenntnisse zu generieren um die pflegerische Versorgung der Bevölkerung zu gewährleisten. Somit spart Pflegeforschung Kosten und Leid! Ein Masterstudium bietet die Grundlagen zum Erwerb fundierter Forschungskompetenz.

> **Praxistipp**
>
> Ein neuer Masterstudiengang Pflegewissenschaft (M.Sc.) an der Universität Witten/Herdecke startet demnächst mit vier Semestern. Dabei werden 120 Creditpoints erworben.

13.8   Ungewöhnliche Projekte

Immer wieder werden in den Fachzeitschriften Pflegende vorgestellt, die abseits der gängigen Qualifikationen ihre Nische gefunden haben.

- Zwei österreichische Krankenpfleger entwickelten in Innsbruck ihr Start-up «**Cubile Health**» (Beeger 2018). Sie entwickeln digitale Lösungen für die Pflegenden. So misst ein kleiner 2,5 cm dicker grauer Schlauch, mit eingebauten hochsensiblen Sensoren, die Atem- und Herzfrequenz und schlägt im Zweifel Alarm bzw. gibt dem Pflegenden im Heim Entwarnung. Er wird einfach unter der Matratze eingelegt. Die Pflegenden erfahren im Stationszimmer: «Dieser Bewohner schläft, alles OK». Oder «Vorsicht, Frau X verlässt gerade ihr Bett». Die Sensoren registrieren auch wenn sich jemand zuwenig bewegt und einen Dekubitus bekommen könnte.
- Der Pflegefachmann, der sich den Traum erfüllt, in Portugal **am Meer** zu arbeiten und einen **Pflegedienst** gründete, um für pflegebedürftige Touristen (Dialysepflichtig, HIV, chronisch Kranke) einen bequemen Urlaub mit seiner Rufbereitschaft zu ermöglichen. Er checkt vorher die Übernachtungsmöglichkeiten auf Rollstuhltauglichkeit und bietet per Funk einen Notrufservice, sodass er innerhalb von 10 min den Feriengast erreichen kann. Ein sandgeeigneter Rollstuhl für den Strand rundet sein Equipment ab.
- Die Pflegefachfrau, die nun in einer **Ambulanz am Flughafen** arbeitet und vorwiegend die professionelle Begleitung und Erstversorgung übernimmt.
- Medizinische Fachangestellte, die Zusatzqualifikationen im Bereich der Patientenedukation absolvierten und als Service besondere **Beratungsdienstleistungen** anbieten.

- Die Pflegefachfrau mit dem Abschluss **Versorgung von Kindern**, die besondere Kenntnisse in der Kundenorientierung hat und einen exquisiten Pflegedienst für Klienten anbietet. Ihr Stundensatz ist verglichen zum privat abrechnenden Mediziner höher. Dafür bietet sie umfassende Beratungs- und Pflegeleistungen an (▸ Top im Job: Arbeitgeber Patient).
- Der Pflegefachmann mit dem Schwerpunkt Pflege alter Menschen, als geprüfter **Hilfsmittelexperte** und Case-Manager, der Menschen eine sach- und situationsgerechte Pflege mit individuellen Hilfsmitteln anbietet.
- Arbeitgeber wie Wohnungsbaugesellschaften, Medien oder Kindergärten, die zur Verbesserung ihrer Dienstleistungen gezielt Pflegeexperten einstellen.
- **Telenursing** zur Überwindung von Entfernung zwischen ambulantem Patienten und Pflegeexperten durch den Einsatz von Telekommunikationsmedien und Roboting bzw. Technikforschung für den Markt der Zukunft.

Jeder, der sich mit dem Gedanken an Selbstständigkeit befasst, sollte sich durch entsprechende Existenzgründerseminare und beim Berufsverband bzw. der Pflegekammer beraten lassen.

13.9   Klären Sie neue Zielsetzungen im Umfeld ab

Vieles können Sie selbst regeln und anvisieren. Spätestens aber, wenn es darum geht, sich innerhalb Ihres Betriebs beruflich zu verändern, haben Chefs, Betriebsräte und ggf. auch die Kollegen ein großes Mitsprache- und Entscheidungsrecht. Ähnliches gilt für manche Privatentscheidung,

die bestenfalls mit dem Lebenspartner und der Familie angegangen werden kann. Darum ist es wichtig, dass gerade
Letztere die wichtigen Entscheidungen mittragen.

Jenny und Ute sind in der Arbeit mit Ihrer Timeline und
Ihren Lebensplanungen deutlich weiter gekommen.

Zwischenziel erreicht!

Jenny hat tatsächlich mit Ihrer PDL gesprochen und sie hat
sich in einen Pflegestudiengang eingeschrieben, um ihre
Kenntnisse im Case-Management für sie selbst und ihre
Einrichtung auf ein hohes Niveau anzuheben.
Ute gelang die erfolgreiche Zielerreichung. Durch das veränderte Zeitmanagement und das systematische Setzen von
Prioritäten arbeitet sie deutlich zufriedener im Beruf – und
auch ihre Freundinnen lobten sie schon für ihre neue Zuver-
lässig- und Pünktlichkeit.

Fazit

Durch die veränderten Umfeldbedingungen, wie beispielsweise den Medizinermangel, bieten sich Ihnen neue Tätigkeitsfelder. Überdenken Sie, ob nicht einige dieser Zukunft-
strends Ihren persönlichen Stärken entsprechen und von
Ihnen umgesetzt werden sollten.

Literatur

Beeger B (2018) Digitale Lösungen können Pflegebedürftige und
   ihren Angehörigen und das Pflegepersonal entlasten. FAZ vom
   05.03.2018. http://www.faz.net/aktuell/wirtschaft/diginomics/
   digitale-loesungen-in-der-altenpflege-koennten-personal-
   entlasten-15477818.html. Letzter Zugriff: 17.04.2018
Bienstein C, Bohnet-Joschko S (2016) Weniger Krankenhaus – mehr
   Lebensqualität: Wege zur Reduktion von Krankenhauseinweisungen. Vincentz Network, Hannover
Bogai D (2017) Der Arbeitsmarkt für Pflegekräfte im Wohlfahrtsstaat.
   De Gruyter, Berlin

DBfK (2017) Position des Deutschen Berufsverbandes für Pflegeberufe zu Physician Assistants. https://www.dbfk.de/media/
docs/download/DBfK-Positionen/Position-DBfK-zu-Physician-
Assistants-2017.pdf. Letzter Zugriff: 03.03.2018

Herber O, Rieger M, Schnepp W (2008) Die Bedeutung des Tan-
dempraxen-Konzepts für die Professionalisierung der Pflege.
Pflege Gesellschaft 3: 234–244

Kocks A (2009) Gewaltprävention mit Schulgesundheitspflege.
Pressemeldung vom 16.03.2009. https://www.uni-wh.de/
detailseiten/news/gewaltpraevention-mit-schulgesundheits-
pflege-214/. Letzter Zugriff: 26.03.2018

Laurant M, Reeves D, Hermens R et al (2005) Substitution of doctors
by nurses in primary care. Cochrane Database Syst Rev 18(2):
CD001271

Martínez-González N, Djalali S, Tandjung R et al (2014) Substitution
of physicians by nurses in primary care: a systematic review and
meta-analysis. BMC Health Services Research 14: 214.
doi:10.1186/1472-6963-14-214

Rieser S (2013) Arztentlastung in der Praxis: Bitte mehr von Eva,
Verah, Agnes. Dtsch Arztebl 110: A-2106. https://www.aerzte
blatt.de/archiv/148655/Arztentlastung-in-der-Praxis-Bitte-
mehr-von-Eva-Verah-AGnES. Letzter Zugriff: 09.04.2018

Robert-Bosch-Stiftung (2000) Pflege neu Denken. http://www.
bosch-stiftung.de/sites/default/files/publications/pdf_import/
Sonderdruck_Pflege_neu_denken.pdf. Letzter Zugriff:
17.04.2018

Robert-Bosch-Stiftung (2018) Mit Eliten pflegen. Für eine exzellente,
zukunftsfähige Gesundheitsversorgung in Deutschland. http://
www.bosch-stiftung.de/de/publikation/mit-eliten-pflegen.
Letzter Zugriff: 09.04.2018

SVR (2007) Kooperation und Verantwortung – Voraussetzungen
einer zielorientierten Gesundheitsversorgung. http://www.
svr-gesundheit.de/index.php?id=15. Letzter Zugriff: 26.02.2018

SZ (2018) Kosten für Einsätze von Rettungswagen steigen drastisch.
Süddeutsche Zeitung vom 26.02.2018. http://www.sued-
deutsche.de/wirtschaft/notruf-kosten-fuer-einsaetze-von-
rettungswagen-steigen-drastisch-1.3881797. Letzter Zugriff:
18.04.2018

Tewes R (2015) Führungskompetenz ist lernbar. 3. Aufl. Springer, Heidelberg Berlin

von Lehn B (2008) Gesunde Ernährung spielerisch erlernen. Welt vom 07.09.2008. https://www.welt.de/wams_print/article 2406828/Gesunde-Ernaehrung-spielerisch-erlernen.html. Letzter Zugriff: 26.03.2018

Wilm S, Kalitzkus V, Schluckebier I (2009) AGnES, EVA, VerAH und Co – Wer kann den Hausarzt unterstützen und wie? Experten diskutieren die Zukunft der medizinischen Fachangestellten in der hausärztlichen Versorgung. https://www.online-zfa.de/ archiv/ausgabe/artikel/zfa-10-2009/47624-103238-zfa20090403-agnes-eva-verah-und-co-wer-kann-den-hausarzt-unterstuetzen-und-wieex/. Letzter Zugriff: 09.04.2018

In aller Kürze

© Springer-Verlag GmbH Deutschland,
ein Teil von Springer Nature 2018
G. Quernheim, *Und jetzt Sie! – Selbst- und Zeitmanagement in Gesundheitsberufen (Top im Gesundheitsjob)*
https://doi.org/10.1007/978-3-662-57465-2_14

Machen Sie Ihr Ding! Das was Sie tun, soll Ihnen Freude bereiten. Auch wenn es bereits immer so war: Erst wenn ein Mensch ein klares Ziel vor Augen hat und etwas erreichen möchte, kann ihm die Umsetzung auch gelingen. Darum sind Ziele so wichtig. Sogar Erfolg ist planbar und hat mehr Anteile, die Sie aktiv beeinflussen können als umgekehrt.

Finden Sie Ihre Anlagen und persönlichen Stärken heraus. Nutzen Sie das Handwerkszeug zur Zielformulierung und orientieren Sie sich an «PISMART». Feiern Sie die Erreichung von Zwischenzielen.

Setzen Sie im Berufs- und Privatleben Prioritäten und akzeptieren Sie die Dinge, die Sie nicht ändern können. Wählen Sie die Tätigkeiten und Gedanken, die Ihr Selbstwertgefühl steigern und komfortabel ausbauen.

Instrumente des Zeitmanagements wie «To-Do-Listen», das Pareto-Prinzip, Tages-, Wochen- und Monatsplaner, das Eisenhower-Modell, Nein-Sagen und präzises Delegieren verschaffen Ihnen die Möglichkeit, Ihre Zeit leichter und besser geordnet zu planen. Dabei darf allerdings das «Nichtstun» und «die-Gedanken-fließen-lassen» nicht vergessen werden; so können Sie erfolgreich Ihren Stress bewältigen. Um wieder mehr Spaß am Beruf zu bekommen, kann eine berufliche Neuorientierung helfen. Durch den Besuch einer Weiterbildung oder eines berufsbegleitenden Studiums ändern sich maßgeblich Ihr Sinnempfinden und Ihre Selbstwirksamkeit im Beruf. Dadurch erleben Sie vielfach Ihre Arbeit weniger belastend. Halten Sie sich durch Ihr persönliches Wissensmanagement auf dem Laufenden.

Selbstmanagement kann Ihr Leben durch eine ausgewogene Work-Life-Balance wieder ins Gleichgewicht bringen.

Ich wünsche Ihnen bei der Umsetzung gute Inspirationen und Ideen sowie viel Erfolg!

Serviceteil

© Springer-Verlag GmbH Deutschland,
ein Teil von Springer Nature 2018
G. Quernheim, *Und jetzt Sie! – Selbst- und Zeitmanagement
in Gesundheitsberufen (Top im Gesundheitsjob)*
https://doi.org/10.1007/978-3-662-57465-2

Sachverzeichnis

Z